U0110667

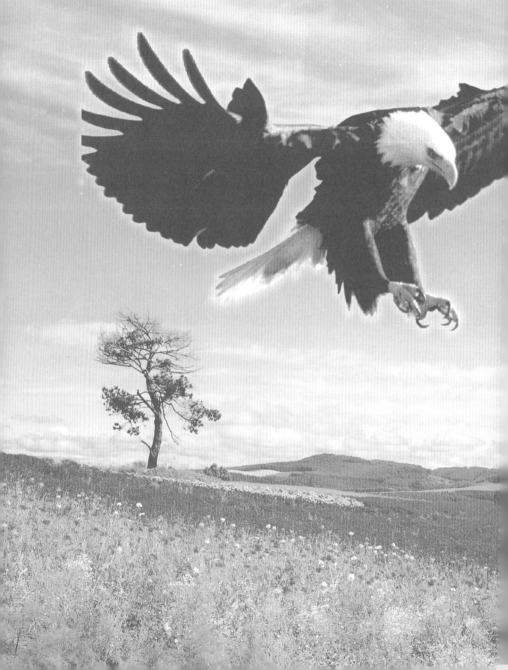

大展好書　好書大展
品嘗好書　冠群可期

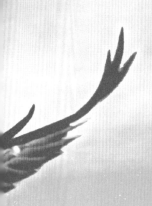

大展好書　好書大展
品嘗好書　冠群可期

中醫保健站：92

新 編
中醫診療解析

主　　編	葉紀溝	王　凱	
副主編	王　翼	王瑤池	葉世明
編寫人員	葉紀溝	王　凱	王　翼
	王瑤池	葉世明	王貴璽
	黃衛芳	魯業芳	金希希

大展出版社有限公司

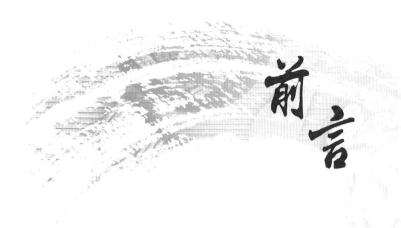

　　《新編中醫診療解析》是參照《新編中醫學概要》編寫而成，旨在幫助學生掌握中醫基本理論、診療要法、用藥原則，幫助學生勝任中醫臨床診療工作。學生透過對該書的學習，逐步掌握中醫基本理論，熟悉望聞問切四診、八綱辨證、臟腑辨證、六經辨證等診斷要點和臨證用藥要點等。

　　學習中醫，首先要培養學生對中醫的熱愛和興趣，這點極為重要，其次是學習要勤奮，也就是老話說的「師傅領進門，修行在個人」。學習中醫的目的是治病救人，所以從醫者要心懷患者，救死扶傷。中醫學大家孫思邈曾說過「凡大醫治病，必當安神定志，無慾無求，先發大慈惻隱之心，誓願普救含靈之苦……」，正是對從醫者的德行要求。

　　然而學習中醫，貴在堅持不懈，不斷地學習，加之不斷地總結。向名家學，向同道學，學他人之長。日漸而

月進，積踵步而至千里。

　　余行醫三十餘載，將畢生研習的心得和臨證經驗加以總結而形成本書。全書共分上、中、下三篇，上篇主要介紹中醫基礎理論，包括陰陽五行學說、臟腑學說、氣血精津液學說、經絡學說、病因學說、四診、八綱辨證、臟腑辨證論治和溫病的辨證論治；中篇為診法方藥的介紹，包括診療原則和中醫方藥的基礎知識；下篇主要介紹具體的診療方法和臨證中重要的方藥歌訣。全書既注重理論知識的融會貫通，更注重臨證思維的點提，希望對中醫學習者有所裨益。

　　洋洋灑灑數十萬字的贅述，唯恐介紹得不夠仔細，但亦深知書中難免存在不足之處，敬請各位讀者不吝賜教。同時，本書在編寫過程中得到了安徽省華佗醫藥研究院的諸多幫助和支持，在此表示深深的謝意！

王凱

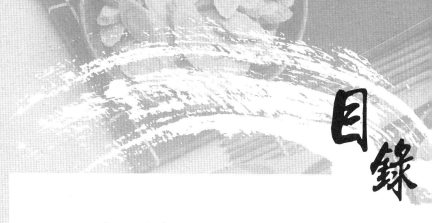

目錄

上篇・基本理論

第一章　陰陽五行學說 9
第二章　臟腑學說 17
第三章　氣、血、精、津液學說 32
第四章　經絡學說 40
第五章　病因 61
第六章　四診 73
第七章　八綱辨證 102
第八章　臟腑辨證論治 117
第九章　溫病的辨證論治 147

中篇・診法與方藥

第一章　診療原則 171
第二章　中藥的基本知識 182

下篇・診法要錄

第一章　診法要錄 203
第二章　療法要錄 211
第三章　方藥歌訣 248
附錄　　八法藥性賦 306

上
篇

基本理論

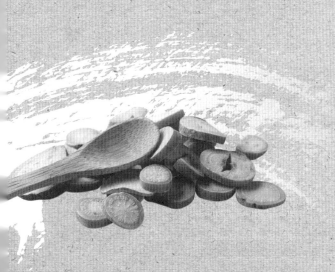

第一章 陰陽五行學說

學習目的｜瞭解陰陽五行學說的基本概念和在臨床上的應用，明確對陰陽五行學說要用歷史唯物主義和辯證唯物主義的觀點加以分析、發揚與繼承。

陰陽五行是我國古代的哲學思想，在兩千多年以前就被引用到中醫學中，經與醫療實踐相結合，成為中醫基本理論中的內容，用來說明人體的生理功能、疾病的發生發展規律，從而指導臨床診斷和治療。它不僅在歷史上對中醫學的發展有積極作用，而且至今仍在臨床運用，其中尤以陰陽學說運用得更為廣泛。

一、陰陽學說

（一）基本概念

陰陽學說是以樸素的矛盾的觀點來解釋人體的各種生理、病理現象以及治療原則和藥理等，它認為人體是由兩種既對立又統一的物質和功能，即陰、陽所構成。

就人體的結構和功能來說，陰陽屬性的規律是：陽在外，陰在內；陽在上，陰在下；背面為陽，腹面為陰；六腑為陽，五臟為陰；氣為陽，血為陰；功能為陽，物質

為陰;興奮為陽,抑制為陰;活動為陽,靜止為陰;增長
為陽,減退為陰;上升為陽,下降為陰;向外為陽,向內
為陰等。但是,事物的陰陽屬性並不是絕對的,而是相對
的,常依一定的條件而改變,如:就胸背的關係來說,胸
屬陰而背屬陽,但在胸與腹相關聯時,則胸在上屬陽中之
陽,腹在下屬陽中之陰。

因此,陰陽不僅用作人體內外結構以及功能之間兩
個對立面的通用代名詞,而且更重要的是用以說明它們之
間對立統一的相互關係,其主要表現有以下幾方面。

1. 陰陽互根

中醫認為「陰生於陽,陽生於陰」「孤陰不生,獨陽
不長」,是說陰陽任何一方各依對方的存在而存在,沒有
陰就沒有陽,沒有陽就沒有陰。又說「生之本,本於陰
陽」「陰陽離決,精氣乃絕」,認為生命自始至終是一個
陰陽互相聯繫、互相鬥爭的過程,如果陰陽失去聯繫,生
命也就停止了。中醫的這種觀點,概括稱之為「陰陽互
根」。例如,從生理上來說,全身的功能活動屬陽,物質
基礎屬陰,功能活動就要靠物質作基礎,而物質的不斷補
充又要依賴於功能(包括攝食、消化、吸收、代謝、血液
循環等一系列活動)來完成;從病理上來說,如心陰不
足,可以導致心陽不足。

2. 陰陽消長

中醫認為「陰消陽長,陽消陰長」,即陰陽雙方彼消
此長,經常變化。因為體內各器官組織不斷在活動,物質
不斷有消耗和補充,這種一定範圍內的消長是正常的。但

如果一方「消」得太過或「長」得太過，就會發生疾病。所以，陰虛（消得太過）會導致陽亢，陽虛會導致陰盛；反過來陽亢就會導致陰虛，陰盛（長得太過）會導致陽虛。例如，高血壓病中的肝陽上亢型，其症狀是頭痛、眩暈、失眠多夢、性情急躁易怒、舌紅而乾、脈弦細數，就是由於陰虛導致陽亢而造成的。又如患急性熱性病時，往往大熱（陽過盛）傷陰，出現陰液虧耗的症狀，是由於陽盛而引起的陰虛。

3. 陰陽轉化

中醫認為「重陰必陽，重陽必陰」，即指陰陽雙方在一定條件下，可以互相轉化，陰可以轉化為陽，陽可以轉化為陰。臨床上常因各種原因可見到由表（陽）入裡（陰）、由實（陽）轉虛（陰），由熱（陽）化寒（陰）等病情變化。

舉例來說，風寒表證，不從汗解，而化熱入裡；邪盛實證，若失治傷正，可轉為虛證；陽盛實熱證，過用寒涼，可轉變為寒證。反之，也可見到由裡出表、由虛轉實、由寒變熱等變化。例如患痲疹時，痲毒內陷發生各種危重證候，經治，痲疹透發，毒由裡出表，而轉為順證；氣虛證也有因氣不行血，鬱而成血瘀實證的；裡寒證，過用溫燥，傷陰動液，而致轉為內熱證。

（二）臨床運用

1. 在病因學上的運用

中醫認為「陰平陽秘，精神乃治」，是指只有人體陰

陽雙方處於相對平衡的狀態，才能維持正常的生理活動。當陰陽的相對平衡被破壞了，就會發生疾病。所以，疾病是陰陽任何一方偏盛或偏衰的結果。

根據陰陽消長的原理，臨床上常見的如陰盛引起陽衰，可出現怕冷、手足涼，面色蒼白，自汗，小便清長，舌質淡，脈虛等陽氣不足的症狀；如肺陰虛（肺結核病時）引起陽亢，可出現煩躁、性慾旺盛、口乾、舌紅、脈數等陽亢之症狀。又根據陰陽互根的道理，當陰陽任何一方虛損到一定程度，常能導致對方的不足，即所謂「陽損及陰，陰損及陽」，如某些慢性疾病往往最後發展為陰陽俱虛，就是這個道理。

2. 在診斷學上的運用

中醫提出「凡診病施治，必先審陰陽」，是指在分析病情時，往往用陰陽來歸納，將證候基本上概括為陰證與陽證兩大類。例如，實證在分清陰盛還是陽亢、虛證在分清陰虛還是陽虛後，在此基礎上可進一步辨證和制訂治療原則。

3. 在治療學上的運用

中醫提出「謹察陰陽所在而調之，以平為期」，是指中醫透過治療改變人體陰陽偏盛偏衰的狀況，以調整陰陽的關係，從而達到恢復體內陰陽相對平衡、消除疾病的目的。所以陽盛用陰藥，陰盛用陽藥，目的是瀉其有餘；陽虛用陽藥，陰虛用陰藥，目的是補其不足。

從藥物的性味功效來說，也是按陰陽屬性來區分的。如溫性、熱性的藥屬陽，寒性、涼性的藥屬陰；辛、

甘、淡味的藥屬陽，酸、鹹、苦味的藥屬陰。凡具有升浮、發散作用的藥屬陽；具有沉降、湧洩（即吐瀉）作用的藥屬陰。治療中，明確藥物的陰陽屬性，就能執簡馭繁，靈活運用各種藥物，達到治癒疾病的目的。

二、五行學說

（一）基本概念

在古代，哲學上認為木、火、土、金、水是構成宇宙的基本物質。它們各具有一定的特性，宇宙間多種多樣的事物可依其性質與此五種基本物質相比擬而進行歸類，分屬於木、火、土、金、水五大類，用以說明事物之間的相互關係，稱為「五行」。

中醫借用五行學說來說明人體內部以及人體與外界環境之間的相互關係。如把季節、五氣等自然界的因素與人體內的五臟聯繫起來，根據它們各自的特點而分屬五行。現將中醫運用五行歸類的部分內容列表如下頁。

按照表 1 的歸類，以五行中的木行為例，因肝喜條達舒暢，具有升發的性質，故將肝與草木萌芽生長的春天、風、青色等自然現象相聯繫。又將與肝有關的「腑」「竅」「體」「志」等列入木行。餘類推。

五行學說認為五臟有生剋關係。生就是促進，剋就是抑制。五臟的相生規律是：肝對心、心對脾、脾對肺、肺對腎、腎對肝起滋養、促進的作用（即木生火、火生

表 1 ◆ 五行對應表

五行	木	火	土	金	水
五臟	肝	心	脾	肺	腎
腑	膽	小腸	胃	大腸	膀胱
五竅	目	舌	口	鼻	耳
五體	筋	脈	肌肉	皮毛	骨
五志	怒	喜	思	憂	恐
五色	青	赤	黃	白	黑
五味	酸	苦	甘	辛	鹹
五氣	風	暑	濕	燥	寒
季節	春	夏	長夏	秋	冬

土、土生金、金生水、水生木）。在相生關係中，任何一行都有生我、我生的關係。生我者為「母」，我生者為「子」。以土為例，火生土，火為土之母；土生金，金為土之子。相剋的規律是：肝對脾、心對肺、脾對腎、肺對肝、腎對心起抑制作用（即木剋土、火剋金、土剋水、金剋木、水剋火）。在相剋關係中，任何一行都有剋我、我剋的關係。我剋者為「所勝」，剋我者為「所不勝」。以木為例，木剋土，土為木之「所勝」；金剋木，則金為木之「所不勝」。

此外，還有反剋（相侮），例如，本為脾土剋腎水，但當患病時腎水氾濫可反侮脾，出現大便稀溏之症。這樣一臟促進一臟，一臟抑制一臟，促進與抑制相結合，以保

持各臟之間的動態平衡的關係，維持人體的正常生理活動。

（二）臨床運用

五行學說在臨床診治中有極豐富的應用，如望診中常以面部的色澤來辨別臟腑病證：青色多屬肝風，赤色多屬心火，黃色多屬脾濕，白色多屬肺寒，黑色多屬腎虛。又如在治療臟腑病證時，可按五臟對五味的選擇性而用藥：一般酸味入肝，苦味入心，甘味入脾，辛味入肺，鹹味入腎。

過去「五行生剋」在臨床上應用是比較機械、繁瑣的，而且其中有些不符合實際，所以，後來在應用時有所摒棄。現將比較常用的舉例如下。

（1）從五臟相生的關係來說，由於一臟對另一臟有促進作用，臨床上常利用這一關係來治療某些疾病。如有時根據土生金的關係，用培補脾胃的方法來治療肺結核病，這就叫「培土生金法」。又如治療肝陽上亢證時，常根據水生木的關係，用滋養腎陰的方法，這就叫「滋水涵木法」。

（2）從五臟相剋的關係來說，雖然一臟對另一臟有抑制作用，但在正常情況下，這種抑制並不有害，反而能起協調作用。如心（火）與腎（水）的相剋關係，在正常情況下，叫作「水火相濟」。但相剋關係超過了正常水平（相乘），則被剋之臟就要發生病變。如當心腎的協調受到破壞時，就會出現心煩、心悸、失眠、健忘、腰膝痠軟

等症，稱為「心腎不交」或「水火不濟」，治療時要用交通心腎的方法。又如肝木過盛能導致脾土失調，就會出現腹痛、洩瀉等症，這叫作「木剋土」或「肝木乘脾」證，治療時應選擇舒肝健脾之法。

小　結

　　中醫理論中的陰陽五行學說是一種樸素的唯物論和自發的辯證法，它承認世界是由物質構成的，認為一切事物都是相互聯繫的，且事物內部都包含著陰陽兩種對立的方面相互依存和鬥爭。中醫應用這些觀點，指導防病治病實踐，在歷史上對祖國醫學的發展起過積極的作用。

　　陰陽五行學說也是這樣，它對人體複雜的內部矛盾只是根據一般的直觀觀察做出籠統的解釋，並不是通過精密的科學分析而做出的具體的概括。因此，陰陽五行學說與現代科學的辯證唯物論是有著本質的區別的，我們必須用「一分為二」的觀點對待它。尤其是五行學說，雖然認識到人體內外環境是相互聯繫的，但由於歷史條件的限制，它還沒有能夠真正揭示出這種聯繫的實質。

　　因此，我們對陰陽五行學說，既要懂得它的原義，更要用辯證唯物主義和歷史唯物主義的觀點加以繼承，以便更好地發掘中醫學寶庫。

第二章 臟腑學説

學習目的│瞭解臟腑的生理、病理，掌握各臟腑、組織器官之間的關係。

　　臟腑學説是中醫基本理論的重要組成部分。這一學説從整體觀出發，認為人體的生理、病理活動，是五臟六腑由經絡系統，將全身組織器官聯結成一個有機的整體而進行的。五臟六腑之間在生理上相互依存、相互制約，發生疾病時也相互影響、相互轉變。

　　臟指五臟，即心、肝、脾、肺、腎；腑指六腑，即膽、胃、大腸、小腸、膀胱、三焦。中醫學五臟六腑的概念，有的與西醫基本相同，有的有很大差別，有的在西醫還沒有相應的臟器（如三焦）。因此，我們不能簡單地用西醫學的概念來套用。臟腑學説是古代醫家在長期臨床實踐的基礎上發展起來的理論，因此它對中醫診治疾病有重要的指導意義。

一、臟腑的主要生理、病理

　　人體是一個有機的整體，五臟六腑之間存在著複雜的聯繫，既有分工，又互相配合。總的說來，臟與腑的不同點是：五臟有貯藏精氣的功能，六腑有腐熟水穀、分別

清濁、傳送糟粕的功能。此外，還有腦、髓、骨、脈、膽、女子胞，其功能與五臟六腑有同有異，故另列一類，名為「奇恆之腑」。

（一）心與小腸（附心包）

心主宰人體的生命活動，在腑中居首要地位，其他臟腑都是在心的統一協調下進行活動的，故說「心者，君主之官；心為五臟六腑之主」。

心的生理、病理

1. 心主神志

心主管精神、意識、思維活動，相當於高級神經活動。如果心主神志的功能正常，則人精神振作，神志清楚。如果發生功能障礙，則可出現多種病證，如心悸、驚恐、健忘、失眠、發狂、喜笑不休、昏迷、譫語等。

2. 心主血脈

心與脈相連，血液之所以能在血管內循環，全賴心氣的推動。心氣的強弱，反過來又直接影響血的運行，這可以從脈搏上反映出來：心氣不足，則脈細弱無力；氣來不均，則脈律不整（稱促、結、代脈）。

3. 心其華（這裡作光彩解）在面，開竅於舌

面部和舌體的血脈分佈都比較豐富，故心的功能正常與否，可從面部和舌體的色澤來反映。面色紅潤、有光澤，舌色淡紅是正常人的面、舌表現；心氣不足，循環不暢時，則面色白或青紫、無光澤，舌色紫暗無華；心火過旺，則舌尖紅赤或口舌生瘡；痰迷心竅時，可見舌強不

語。故又說「舌為心之苗」。

4. 心與汗的關係

心與汗有密切關係，即「汗為心之液」。患者用藥發汗過度，或因其他原因而致大汗出，可以損傷心之陽氣，甚至出現「大汗亡陽」的危重現象。

附：心包

心包又名心包絡，為心的外圍。作為外圍器官來保護心。通常外邪犯心，總是先侵犯心包，如溫熱病時的神昏譫語，便是「熱入心包」的表現。

小腸的生理、病理

小腸的功能主要是接受從胃輸送而來的飲食，繼續消化、分別清濁。清指食物的精華部分（水穀之精），由小腸吸收後，運輸於脾；濁指食物的糟粕部分，由小腸下注大腸，或轉輸於膀胱。小腸有病時，除影響消化吸收功能外，還會出現小便異常。心與小腸透過經絡的聯繫，構成表裡關係。如心火過旺，可見舌尖紅痛，口腔糜爛，或發生潰瘍，小便短赤，甚至出現血尿。這種病理現象，稱為「心移熱於小腸」。從上述的生理、病理來看，中醫上所稱的心的生理功能，基本上包括了西醫學上的心臟和部分中樞神經、自主神經系統等的功能。

（二）肝與膽

肝的生理、病理

1. 肝主疏洩

肝有升發（疏）、透洩（洩）的作用，主管全身氣機

的舒暢、條達。若肝失條達，疏洩失常，氣機不暢，可引起多種病證。如肝氣鬱結，可見易怒、頭痛、胸脅脹痛、月經不調等。若肝氣升發太過，肝陽上亢，可見頭痛、頭暈；若肝陽上亢化火，則頭痛劇烈，或眼紅、眼痛、耳鳴、耳聾；若肝陽亢極而化火生風，則可發生「中風」的一系列症狀。而若肝氣升發不足，又可引起眩暈、失眠、易驚、精神恍惚等。

2. 肝主藏血

肝有貯藏血液和調節血量的功能。人體活動時，肝貯藏的血液就供給各個組織器官；休息或睡眠時，其又歸藏於肝。

藏血的另一含義是防止出血，若肝藏血功能發生障礙，可能發生出血，如吐血、衄血等。

3. 肝開竅於目

肝與眼有密切的關係，肝病常反映到眼睛上。肝虛則視物模糊、夜盲，肝火上炎則目赤。

4. 肝主筋，其華在爪

肝主筋的活動，支配全身肌肉關節的運動。筋賴肝血營養，若肝血不足，就可出現筋痛、肢體麻木、屈伸困難、痙攣拘急；若熱極引動肝風，也可發生抽搐。

「爪為筋之餘」，爪和肝也有密切聯繫。肝血充足，則指甲紅潤；肝血不足，則指甲枯槁，變薄變軟，故稱「其華在爪」。

膽的生理、病理

膽為六腑之一，但功能與其他各腑迥異，故又稱「奇

恆之腑」。膽的主要作用是貯藏膽汁。膽汁為清淨的液體，故膽又叫「中清之腑」。膽病主要表現為脅痛、黃疸、口苦、嘔吐苦水等。

肝與膽透過經絡聯繫構成表裡關係，肝膽相連，發病時常相互影響，故臨床治療時常肝膽同治。

從上述的生理、病理看來，中醫上的肝膽，基本上包括了西醫的肝膽和一部分中樞神經系統、自主神經系統、運動系統、血液系統以及視覺器官的功能。

（三）脾與胃

脾的生理、病理

1. 脾主運化

脾主管食物的消化、吸收、運輸。飲食物入胃經初步腐熟後，由脾主持進一步消化，並將所產生的精微（營養）物質吸收、輸布到全身各處，使各組織能利用它作為滋養料。

脾除運化飲食精微外，還能運化水濕，與肺、腎共同維持體內水液的平衡。當脾的運化功能正常時，消化吸收代謝良好，則氣血旺盛，精力充沛。

如果脾虛，則運化失常，可因消化吸收不好出現胃納差、腹脹、便溏；可因水液運化障礙而致水濕停滯，引起水腫或痰飲等。

2. 脾統血

脾有統攝全身血液的功能。若脾虛，統血的功能發生障礙，致「血不循經」，引起各種出血，如吐血、衄

血、崩漏、便血等。

另外，脾與生血的關係也很密切，脾虛可使生化血液的功能降低而致貧血。

3. 脾主四肢、肌肉，開竅於口，其華在唇

脾能正常地運化水穀精微，滋養全身，則食慾旺盛，肌肉豐滿健壯，四肢有力，口唇紅潤。脾氣虛弱，運化失常，則食慾不振，肌肉消瘦，四肢乏力，唇色淡白或萎黃無華。

胃的生理、病理

胃的主要功能是受納、腐熟水穀的功能。故稱「胃為水穀之海」。胃有病，可出現上腹脹滿疼痛、食慾減退、噁心嘔吐等症狀。

脾與胃由經絡聯繫構成表裡關係。胃主受納，脾主運化，共同完成消化吸收、運輸營養等任務。脾胃的作用在人體處於十分重要的地位，故臨床上有「有胃氣則生，無胃氣則死」及「脾為後天之本」的說法。

但脾與胃又各有不同的特性，如脾氣主升，喜燥惡濕；胃氣主降，喜潤惡燥，兩者相反相成。胃氣降，水穀才能下行，便於消化；脾氣升，水穀精微才能上輸於肺，再輸布全身。

若胃氣不降，反而上逆，則出現噁心嘔吐、噯氣呃逆、胃痛等症狀；脾氣不升，反而下陷（稱為「中氣下陷」），則出現少氣懶言、久瀉、脫肛、胃下垂、子宮脫垂或其他內臟下垂等病證。

脾屬陰，易生濕，易受濕邪的侵犯。若脾受外濕侵

襲，可見發熱、頭重、身痛、肢重體倦、脘腹滿悶、脈濡緩、苔白厚等證候，治療宜溫脾燥濕。胃屬陽，一般胃病多屬胃熱、胃火，出現口乾喜飲、不欲食，或牙痛、齒齦出血、吐血、衄血等證候，治療宜清熱降火。

從上述的生理、病理看，中醫上的脾具有消化、吸收和物質代謝、體液平衡及部分血液循環方面的功能，與西醫上的脾的概念有很大差別。

（四）肺與大腸

肺的生理、病理

1. 肺主氣

一是指肺司呼吸，進行體內氣體交換，以維持人體生命活動的功能；一是指肺朝百脈，參加血液循環，將水穀精微輸佈於全身的功能。此外，中醫認為肺主一身之氣，五臟六腑、經絡之氣的盛衰，均與肺有密切關係。

肺主氣的功能若發生障礙，常出現咳嗽、氣喘、乏力、語音低弱，少氣懶言等症狀。

2. 肺主肅降，通調水道

肺氣以清肅下降為順，若肺氣上逆便發生氣喘、咳嗽等症狀。

人體水液的正常運行和排泄，不僅要有脾的運化傳輸，還有賴於肺氣的肅降，才能通調水道，下輸膀胱。如果肺失肅降，會影響體內水液代謝，導致水濕停留，出現小便不利或水腫，故有「肺為水之源」之說。

肺氣不能肅降，有時與肺氣閉阻有關。因此，某些

哮喘和水腫病，常配用宣肺行氣的藥物（如麻黃、細辛、苦杏仁）治療。

3. 肺主皮毛

肺衛之氣充盛，則肌表固密，皮膚潤澤，身體抵抗力強，不易受外邪的侵襲；肺衛之氣不固，則易受外邪侵襲，甚則進而直接犯肺。此外，如果肌表不固，津液外洩，還可以發生自汗、盜汗等。

4. 肺開竅於鼻

鼻與肺相通，是呼吸的門戶，肺感外邪時，常表現有鼻塞、流涕、呼吸困難，甚至鼻翼煽動。

5. 肺與聲音的關係

肺氣充足，聲音洪亮，肺氣虛弱，則語聲低微。風寒犯肺，肺氣壅塞，則聲音嘶啞。肺癆由於病邪的損害，或因肺氣消耗過甚，可致失音。

大腸的生理、病理

大腸的主要功能是傳送糟粕。大腸功能失司，則影響排便，或燥結便秘，或腹痛腹瀉，或下痢膿血。

肺與大腸透過經絡的聯繫，構成表裡關係。肺氣肅降則大腸功能正常，大便通暢。若大腸積滯不通，反過來也可影響肺氣的肅降。在臨床治療上有時可兼治肺來治療大腸疾病，也可以兼治大腸來治療肺臟疾病。如有些便秘除用通便藥外，加用潤肺或肅降肺氣的藥物效果更好；有些肺實熱證，除用清瀉肺熱的藥外，加用通便的藥也往往可收到較好的療效。

從上述的生理、病理上來看，中醫上的肺與大腸基

本相當部分血液循環內容。但中醫講的肺除呼吸功能外，還包括一部分血液循環，水代謝和體溫調節的內容。

（五）腎與膀胱

腎的生理、病理

1. 腎主藏精

腎藏精的功能，可以分為兩類。一是藏生殖之「精」，就是主管人類的生育繁殖；二是藏五臟六腑之「精」，主管人體的生長、發育。臨床上腎病多為虛證，生殖系統及有些內分泌系統的疾病可以補腎來治療。

2. 腎主水

腎是調節體內水代謝的重要器官，故腎有「水臟」之稱。腎病可引起水的輸布代謝失常，可見小便不利、水液滯留、全身水腫或小便失禁、飲多尿多、遺尿、夜尿等。

3. 腎主骨

腎藏精，精生髓，通於腦。腎精充足，則骨、髓、腦三者充實健壯，四肢輕勁有力，行動靈敏，精力充沛，耳聰目明。

腎精不足，常出現動作緩慢，骨弱無力，貧血，或眩暈、健忘以及小兒智力發育遲緩等症。另外，「齒為骨之餘」。腎氣虛衰，則牙齒易鬆動、脫落。

4. 肺主命門之火

腎為水臟，但又藏有命門之火（腎陽是維持生命的主要力量，故名「命門之火」）。它與腎水（即腎精）一陰一陽互相協調維持人體正常的生殖、生長、發育以及臟

腑功能。命門火衰可以引起陽痿、早洩；不能暖脾，則出現黎明前腹瀉或慢性腹瀉。命門火旺可出現夢遺洩精、性慾亢進、虛煩等。

5. 肺主納氣

呼吸雖由肺所主，但有賴於腎的協調。腎有幫助肺吸氣和吐氣的作用，稱為「納氣」。如腎不納氣就會發生虛喘、短氣。這種虛喘的特點是呼多吸少，臨床治療要從補腎入手。

6. 腎上開竅於耳，下開竅於二陰

耳與腎有關，為腎之上竅，腎氣充足，則聽覺正常；腎氣虧虛，則耳鳴、耳聾。二陰指肛門與尿道，為腎之下竅，故大小便的排泄與腎的功能有關，如腎氣虛可致小便失禁，或排尿淋瀝不盡；腎陰不足可致便秘；命門火衰可致黎明前洩瀉等。

7. 腎其華在髮

毛髮的生長脫落，常能反映腎氣的盛衰。腎氣旺盛，則毛髮烏黑有光澤；腎氣虛衰，則毛髮稀疏、易脫落或變白無光澤。

膀胱的生理、病理

膀胱的功能主要是儲存和排泄尿液；如膀胱功能失調，會出現尿頻、尿急或排尿疼痛等症。

腎與膀胱透過經絡的聯繫，構成表裡關係。膀胱的排尿功能失常，有時與腎的疾病有關，如腎虛不能固攝，會出現小便失禁或遺尿；腎虛氣化不及，則出現尿閉或小便不暢。

從上述的生理、病理上來看，中醫上所說的腎，基本上包括了西醫上所說的泌尿生殖系統和部分血液、內分泌、神經系統的功能，中醫上所說的膀胱系統範圍則與西醫上所說的泌尿生殖系統大致相似。

（六）三焦

三焦屬六腑之一，包括上焦、中焦和下焦。關於三焦的形態和功能，迄今尚無定論。

大多數人認為：上焦指心肺，相當於胸部臟器；中焦指脾胃，相當於胃脘部的臟器；下焦指肝、腎、膀胱、大小腸，相當於腹部臟器。

就生理作用來說，上焦如「霧」，指心肺輸布營養物質的作用；中焦如「漚」，指脾胃的運化作用；下焦如「瀆」，指腎與膀胱的排泄作用。至於溫病學說中的三焦辨證，是以三焦作為證候分類和論治的綱領，與上述意義有所不同，不可混為一談。

總之，三焦的功能，是指人體內某幾個臟腑生理功能的綜合，多與輸送水液養料和排泄代謝物的功能有關。

（七）女子胞

女子胞又名胞宮，包括子宮及其附件，主月經、司生殖。它與腎、衝任二脈關係甚為密切，三者共同保證月經、生育、胎產的正常。腎精充沛，衝任脈盛則女子月經、生育功能正常；腎精虧損，衝任脈虛，則月經不調，甚則不孕。

二、五臟間的關係

臟與臟、臟與腑、腑與腑的關係非常密切，有些在前面已簡要論及，現就臨床常見的臟與臟的關係分述於下。

1. 心與肺

心主血，肺主氣，心肺相佐，共司人體血液循環。心血足，則肺氣充沛；肺氣充沛，則血液循行正常。反之，肺氣不足影響血液向上循行等；影響心肺功能。

2. 心與腎

心居上焦屬火，腎居下焦屬水，在正常情況下，兩者相互聯繫，保持協調（「心腎相交」或「水火相濟」）；如果這種平衡關係破壞，就會出現心煩失眠、頭暈耳鳴、腰膝痠軟等心腎不交的症狀。

3. 心與肝

心主一身之血脈，肝有貯藏和調節血液的功能，兩者關係密切。若心血不足，以致血虧肝虛，出現「血不養筋」，可見筋骨痠痛、拘攣、抽搐等症。

4. 心與脾

脾的運化，需要心血的滋養與推動，而心的功能也需要脾輸布的水穀精微來滋養。其次，心主血液，脾統攝血液，心脾共同推動血液在全身的循行，關係密切。

臨床常見有心脾兩虛證，表現為心悸健忘、失眠、面色萎黃、食減便溏等症狀。

5. 肝與脾

肝氣太旺或脾氣虧虛，都容易出現「肝木乘脾」（「肝胃不和」），表現為脅痛、胃痛、腹脹等症狀。

6. 肝與肺

生理上，肝主升發，肺主肅降，肝升肺降則氣血調暢，氣血上下貫通；但在病理情況下，肝氣鬱結，氣鬱化火，循經上行，灼肺傷津，影響肺之宣肅，形成「肝火犯肺」之證，或如肺氣本虛，不能制肝，而致肝氣上逆，更見肺氣肅降受阻，而見胸膈脹滿不適。

7. 肝與腎

肝腎關係密切，中醫有「肝腎同源」之說。肝賴腎水（腎陰）滋養，腎水不足，則肝陰不足，陰虛不能斂陽，致肝陽上亢，出現頭暈頭痛、血壓升高等症狀。

8. 脾與肺

脾運化水穀精微滋養五臟六腑，肺亦不例外。臨床上對肺氣虧虛證，可用補脾益肺的方法進行治療。

9. 脾與腎

脾的運化有賴於腎的命門之火來協助，故命門之火不足可導致脾的功能減弱，出現腹瀉。此外，根據五行相剋理論，脾能制約腎水，若脾虛運化功能減弱而不能制約腎水，則腎水氾濫，患者可出現水腫症狀。

10. 肺與腎

肺主氣，腎主納氣，腎可助肺氣之肅降。若腎陽虧虛，不能納氣，可見喘促。臨床上由腎虛而致的哮喘，需從補腎治療。

小 結

臟腑學說，是臨床辨證論治的基礎，學習時應作為重點加以掌握。

為了便於對臟腑功能的理解，從西醫的生理解剖系統歸納於下：

1. 消化吸收方面

胃主受納，脾主運化，小腸分清別濁，大腸傳送糟粕。此外，還有賴於肝的疏洩、腎的命門之火來協助。

2. 呼吸活動方面

肺司呼吸，主氣體交換；腎主納氣，助肺之肅降。

3. 血液循環方面

心主血脈，是血液循環的動力；肺朝百脈，參與血液循環；肝藏血，可調節血量、貯存血液；脾統血，能使血液循行於脈內而不外溢。

4. 造血功能方面

脾胃為後天之本，氣血之源；腎為先天之本，腎又生髓，髓又生血。

5. 水液代謝方面

脾主運化水濕，肺主通調水道，腎主水液代謝，三焦主氣化，膀胱主儲尿和排尿。

6. 神經功能

心的部分功能相當於大腦功能，是情志思維活動的中心；其餘各臟均包括有精神活動。

7. 運動功能

腎主骨，並使之運動協調，動作精巧靈敏；肝主筋，統關節的屈伸；脾主四肢，統全身肌肉。

8. 內分泌與生殖功能

主要與腎、肝、女子胞及衝脈、任脈等有關。

附圖：臟腑主要功能簡圖

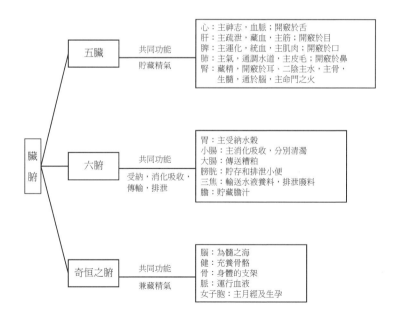

五臟　共同功能　貯藏精氣
心：主神志，血脈；開竅於舌
肝：主疏泄、藏血，主筋；開竅於目
脾：主運化，統血，主肌肉；開竅於口
肺：主氣，通調水道，主皮毛；開竅於鼻
腎：藏精，開竅於耳、二陰主水，主骨，生髓，通於腦，主命門之火

六腑　共同功能　受納，消化吸收，傳輸，排泄
胃：主受納水穀
小腸：主消化吸收，分別清濁
大腸：傳送糟粕
膀胱：貯存和排泄小便
三焦：輸送水液養料，排泄廢料
膽：貯藏膽汁

奇恒之腑　共同功能　兼藏精氣
腦：為髓之海
健：充養骨骼
骨：身體的支架
脈：運行血液
女子胞：主月經及生孕

第三章　氣、血、精、津液學說

氣、血、精、津液是人體生命活動不可缺少的物質基礎。它們來源於先天的精氣與後天獲得的飲食中的水穀精微，由五臟六腑所化生。反過來又滋養五臟六腑，以保證其正常的生理活動。

（一）氣

氣有兩種含義，一指生理功能或動力；二指具有營養物質作用的精微物質。總的來說，氣有化生、推動與固攝血液，溫養全身組織，抵禦外邪，推動臟腑組織的活動等作用。

根據氣的作用不同，人體之氣可以概括為以下幾種。

1. 元氣

亦稱正氣或真氣，是人體生命活動能力的集中表現，代表著人體抵抗力的強弱。元氣充盛，則不易得病；即使得病，只要治療得當，也能迅速戰勝病邪而獲痊癒。因此，元氣與人體健康的關係十分密切。

2. 臟腑之氣

主要功能為推動臟腑活動，如心氣、肝氣、脾氣、肺氣、腎氣、胃氣等。脾胃之氣合稱中氣，它具有促進消化吸收功能及維持腹腔內臟正常位置的作用。中氣不足可出現消化吸收功能減弱，精神不振，語聲低微以及出現胃

下垂、腎下垂、子宮脫垂、脫肛等病症，治法多選用補中益氣法。

　　心肺之氣又合稱宗氣，它具有推動呼吸和循環功能的作用。宗氣不足則呼吸、心跳減弱，治法多選用補氣法。

3. 衛氣與營氣

　　分佈於脈道之外，依傍著脈道運行的氣叫衛氣。衛氣散於胸腹，能溫養五臟六腑；循行於皮膚肌肉之間，能溫養皮膚肌肉；有固表、抵禦外邪侵犯的作用。分佈運行於脈道之內，有化生血液、營養周身作用的氣叫營氣。衛氣與營氣互相配合以營養人體，抗禦病邪。

　　氣的病證主要有氣虛、氣滯與氣逆三類。

　　氣虛：

　　一般是指氣虛證，指五臟之氣不足而言，但臨床常見的以肺脾兩臟之氣不足為多。比較常見的症狀為少氣懶言，語聲低微，頭暈神倦，自汗，食慾不振，或內臟下垂，脈虛弱，舌淡嫩，苔薄等。選用補氣法。

　　氣滯（氣鬱）：

　　是指臟腑氣機不暢，氣的運行出現障礙所表現的病證。較常見的有肺氣鬱滯、脾胃氣滯及肝氣鬱滯等。氣滯常見的共同症狀是胸、脅、腹部脹滿疼痛。肺氣鬱滯可見胸滿、胸痛、氣促、痰多；脾胃氣滯可見腹部脹滿、疼痛、消化不良；肝氣鬱滯可見情志不舒，脅腹脹滿、疼痛，痛經，月經不調等；經脈氣滯可見四肢肌肉、關節疼痛。在治療上選用理氣法。

氣逆：

肺胃之氣都以下行為順，若肺胃之氣不能下降反而上逆，則出現氣逆的病證。另外，肝氣疏洩、升發太過可引起肝氣上逆的病證。肺氣逆，可見喘咳等；胃氣逆，可見呃逆、嘔吐等；肝氣逆，可見眩暈、卒昏或吐血等。治療肺胃氣逆多用降氣法，治療肝氣上逆多用鎮潛法。

從以上情況分析可見，氣在很大程度上代表了神經的功能和體內的各種能量。

（二）血

血是循行於脈中的富有營養的紅色的液態物質，是飲食物經過脾胃的作用化生而成，是構成和維持人體正常生理活動的基本物質。

所謂「目受血而能視、足受血而能步、掌受血而能握……」正說明全身臟腑、筋骨、皮毛等組織器官如果沒有血液的滋養，就不能維持正常的生理功能。如果因某種原因，血液循環發生障礙，肌膚得不到血液濡養，便會出現麻木不仁；四肢得不到血液濡養，就會手足不溫，甚至廢痿不用。

血和氣的關係十分密切，一陽一陰，互相依存。所謂「氣為血之帥，血為氣之母」，就是說血的運行要靠氣來推動，氣行則血行，氣滯則血瘀；反之，一切組織器官的功能活動，又有賴血液的滋養，故血為氣之母（物質基礎）。

血的病證主要有出血、血虛、血瘀等。

1. 出血

火熱實邪迫血妄行；或氣虛不能攝血；或肝不藏血，脾不統血；或腎陰虧虛，虛火內生，傷及脈絡；或精神刺激，情志化火等；都能引起出血。故出血一證的治療，不能單純地使用止血藥物，應針對上述原因，並結合出血部位來辨證施治。

如因胃火旺盛而吐血，宜用清熱降火之法；因脾虛而月經過多或經來不止，當用補中益氣法。

2. 血虛

失血過多或生血不足，都可引起血虛。血虛的常見症狀為面色萎黃，唇舌爪甲色淡無華，頭暈目眩，心悸怔忡，疲倦乏力，或手足發麻，脈細弱等。

治療一般多用補血法，但根據「氣為血之帥」的道理，補血法又常與補氣法同用。

3. 血瘀

有因外傷出血積聚於組織器官而成；有因氣滯血停而成；有因寒在血脈，血凝成瘀；有因熱盛迫血妄行，血液離開脈道，積而成瘀；有因熱極傷陰、傷血，使血鬱而成瘀。血瘀的證候，可因血瘀所在病位的不同而有所不同。如血瘀在心，可出現心悸、胸悶胸痛等；血瘀在肺，可出現咳吐痰血、胸痛等；血瘀在胞宮，則衝任不調，可出現月經不調、閉經、腫塊（如宮外孕）、腫瘤等；瘀在脅或腹部，可出現脅或腹部刺痛、鈍痛，且痛處不移，或發生腫塊等；瘀在肢體，可出現肢體疼痛、麻木或運動不靈、癱瘓等。

血瘀的治療，可選用袪瘀法或補氣活血法等。

（三）精

精，一指男女生殖之精，是人體生命的來源；二指飲食水穀所化生的精微物質，是人體生長發育的物質基礎。在正常情況下，五臟六腑之精的貯藏歸腎所主管，腎中之精一部分又轉化為生殖之精。

總之，精是生命的基礎，是構成人體和維持各種生命活動的基本物質，直接關係到人的生長、發育、衰老、死亡。如果精氣充盈，就會身強體壯，精力充沛，機體的抵抗力強；如果精氣虧虛，身體就會虛弱，發育遲緩，未老先衰，機體的抵抗力就會減弱。

（四）津　液

津液，泛指體內一切正常水分和體液，是維持生命活動的重要物質。

津液來源於飲食水穀，經過脾胃運化，肺的宣降、腎的氣化、三焦的傳化而散佈於全身。

一般津與液常合稱，但兩者也有區別。清而稀薄的分佈在組織器官、肌肉皮膚之間，具有潤澤和營養作用的叫津；濁而稠厚的分佈在關節、腦髓、五官等空竅，具有潤澤和流通作用的叫液。

此外，如汗、涕、淚、唾液、胃液和各種腺體的分泌物，也統稱為津液。

津液與氣血的關係密切，有「津血同源」之稱。津

液虧損常可引起氣血虛衰，如大吐、大瀉、大汗之後，津液亡失，常出現呼吸短促、心跳加快、脈微細、四肢厥冷等氣血虧虛的證候；大失血以後，常出現口渴、尿少、大便秘結等津液不足的證候。

臨床上常把亡血與亡津液並提，早在《傷寒論》就提出了「亡血家，不可發汗」的原則，以後又有「養血可生津，保津即保血」的說法，都指出了津液和氣血之間的密切關係。

因津液引起的病證，主要分火熱傷津與津液虧虛兩類。

1. 火熱傷津

多由感受「六淫」邪氣，鬱而化火而引起，一般來勢急驟，可見高熱、心煩，甚至狂躁譫語，大渴大汗，或大便秘結，唇焦舌乾起芒刺，脈洪數或沉數等劫傷津液的證候。治療多用清熱瀉火法或瀉下法，以保存津液。在溫熱病中，保存津液是一條重要的治療原則。

傷津也有因臟腑熱盛而引起，故可出現發熱，大便燥結，目赤，口乾而渴，舌苔黃乾等傷津證候，應進一步辨別火熱損傷哪一臟腑的津液而進行辨證治療。

2. 津液虧虛

本證屬虛，是因肺陰虧虛、胃陰虧虛或腎陰虧虛而致津液的來源不足，與火熱傷津之實證者不同。

津液虧虛的常見症狀為低熱或潮熱，五心煩熱，食慾差，口乾喜熱飲，或傍晚、半夜口乾較甚，消瘦乏力，舌紅少津苔薄或無苔，脈細數等。

治療宜選用養陰潤燥法。

附：痰（飲）

痰是機體水液代謝障所形成的病理產物，又可成為多種病證的致病因素。痰的概念比較廣泛。

中醫所謂「積水成飲，飲凝成痰」（一般又以清稀者為飲，稠濁者為痰），就是說水液的停留積聚可成飲成痰。水液停留可由於六淫病邪的影響，或由於肺氣虛，肺失肅降而致。

此外，脾不健運，或過食厚味，飲食、水液不能正常運化，水濕流聚於肺，遂成痰飲，故有「脾為生痰之源，肺為儲痰之器」的說法。腎陽不足，水氣不化，聚而上泛，也可成痰。

痰（飲）的病變，一般以在肺為多見，但也有在心、經絡肌表的，分述如下。

痰在肺：可見咳嗽、氣喘，不能平臥、胸滿、胸痛等。治療除了使用祛痰藥之外，還應根據病因的不同而用藥，切不可只知見痰除痰。

痰在心：可見心悸、心律不整等。此外，如癲、狂、癇、昏厥、中風等，有由於痰迷心竅而引起的，治療上多選用宣竅豁痰法。

痰流注於經絡肌表：可見瘰癧、石疽（腫瘤）、癭疾（甲狀腺腫）、痰濕流注（骨結核、寒性膿瘍、結核性瘺管）等病證。治療上可用祛痰通絡之法。

小　結

　　氣、血、精、津液都是人體生命活動的重要物質。精、血、津液同屬於有形的液體物質，它們相互為用，故可用「陰」或廣義的「精」來概括。它們共有的特性是屬陰、有形、主靜，為功能活動提供物質基礎。

　　氣雖然一方面指有營養作用的精微物質，但更重要的是指臟腑組織器官的功能活動。氣與上述三者不同，氣的特性：屬陽、無形（為精微物質，肉眼看不見）、主動，主要表現為功能活動。

　　精（廣義）與氣一陰一陽，一靜一動，既對立又統一，相輔相成，不可分離；精充則氣足，氣衰則精虧。

　　氣、血、精、津液與臟腑經絡之間有著密切的聯繫。氣、血、精、津液既是臟腑經絡功能活動的物質基礎，又是臟腑經絡功能活動的具體體現。只有臟腑經絡功能正常，氣、血、精、津液充盛，人體才能維持正常的生命活動。

　　痰和血瘀，都是病理產物，但又都可成為繼發其他疾病的病因。中醫關於「痰」和「瘀」的概念，不單指咳吐的痰和出血後的血證，而且包含著比較廣泛的內容。

第四章 經絡學說

｜瞭解經絡的生理、病理知識及經絡理論在臨床上的運用。

　　經絡，是人體結構中的一個重要組成部分。臟腑與經絡之間是一個有機聯繫的整體，每一個臟腑都有一條所屬的經脈。臟與腑之間以及臟腑與其他組織之間的聯繫，都是由經絡來實現的。

　　經絡是人體內運行氣血的通路，經與絡構成一個縱橫交錯、溝通表裡上下、聯繫人體全身的聯絡網。經絡分正經、奇經兩類。正經有十二條，左右對稱，即手、足三陰經和手、足三陽經，合稱十二經脈，各自分屬於一個臟或一個腑。奇經有八條，即督脈、任脈、衝脈、帶脈、陰維脈、陽維脈、陰蹺脈、陽蹺脈。通常把十二經脈加上督、任兩脈，合稱十四經脈。

一、經絡的生理病理

　　經絡的生理作用是「行氣血，營陰陽，濡筋骨，利關節」，它內屬臟腑，外絡肢節，通裡達表，運行氣血，聯繫全身，維持人體組織器官的正常生理功能。人體的五臟六腑、四肢百骸、五官九竅、皮肉筋骨等，都必須依靠

氣血的濡養與經絡的聯繫，方能發揮各自的功能，並相互協調成為一個有機的整體。

在病理情況下，經絡與疾病的發生、傳變有關。外邪侵襲人體，如果經氣衛外功能失常，病邪便沿經絡通路內傳臟腑，如風寒侵犯肌表，內傳可出現咳嗽、咯痰、胸悶痛的證候；又因肺與大腸相表裡，有時還出現腹痛、腹瀉或便秘等大腸經的證候。

反之，若臟腑有病，也會沿著所屬經絡通路而反映到相應的體表來，如肝病常見脅痛，腎病常見腰痛，肺病常見肩背痛等。但這種傳變只能是相對的，是否傳變入裡，還要看病邪的性質、強弱、人體正氣的盛衰，及治療的是否得當等因素。

二、經絡的循行與主治

十四經脈都有一定的循行部位，除督、任兩脈外，十二經脈的循行分佈是左右對稱的，而且有一定的連接順序，從手太陰肺經開始，依次傳至足厥陰肝經，再傳於手太陰肺經，循環不已。如下。

手太陰肺經→手陽明大腸經→足陽明胃經→足太陰脾經→手少陰心經→手太陽小腸經→足太陽膀胱經→足少陰腎經→手厥陰心包經→手少陽三焦經→足少陽膽經→足厥陰肝經→手太陰肺經。

現將十二經脈歸納成手三陰經、手三陽經、足三陰經、足三陽經四組，敘述如下。

（一）十二經脈的體表循行與病症主治範圍

1. 手三陰經（圖1）

手三陰經從胸部起始，經上肢屈側循行到手部，與手三陽經連接。一般胸部的病證可以取手三陰經的穴位來治療。

（1）手太陰肺經屬於肺，絡於大腸。體表循行始於鎖骨外側端下方的中府穴，沿上肢屈側面的橈側下行，止於大拇指橈側端的少商穴。與手陽明大腸經連接。

病證主治範圍：肺、胸、咽喉等部位的病證，熱病，自汗，盜汗，消渴，以及本經所過部位的病證。

（2）手厥陰心包經，屬於心包，絡於三焦。體表循行始於乳頭外側的天池穴，沿上肢屈側面的正中下行，止於中指尖端的中衝穴。與手少陽三焦經連接。

病證主治範圍：心、胃、胸部病，神志病，神經衰弱，大腦發育不全，哮喘，瘧疾，以及本經所經過部位的病證。

（3）手少陰心經：屬於心，絡於小腸。體表循行始於腋窩的極泉穴，沿上肢屈側面的尺側下行，止於小指橈側端的少衝穴。與手太陽小腸經相接。

病證主治範圍：心及胸部疾病，神志病，大腦發育不全，神經衰弱，中風失語，以及本經所經過部位的病證。

2. 手三陽經（圖1）

手三陽經從手部起始，經上肢伸側循行到頭部與足三陽經連接。

　　一般頭頸部、面部、眼，耳、鼻、咽喉的病症及發熱病，可以取手三陽經的穴位來治療。

　　（1）手陽明大腸經：屬於大腸，絡於肺。體表循行始於食指橈側端的商陽穴，沿上肢伸側面的橈側上行，順次經過肩峰、頸、頰部，於人中穴處交叉，止於對側鼻翼旁的迎香穴。與足陽明胃經相接。

　　病證主治範圍：頭前部、面、口、齒、眼、耳、鼻、咽喉等部位的病證，胸腹部的病證（曲池對胸膜炎有效），發熱病，風疹，高血壓病，及本經所過部位的病證。

　　（2）手少陽三焦經：屬於三焦，絡於心包。體表循行始於無名指尺側端的關衝穴，沿上肢伸側面的正中，上行至肩，循行外側，經耳後，過顳止於眉梢外側端的絲竹空穴。與足少陽膽經相接。

　　病證主治範圍：頭側部、耳、眼、喉部的病證，胸脅病，發熱病，風疹，便秘，以及本經所過部位的病證。

　　（3）手太陽小腸經：屬於小腸，絡於心。體表循行始於小指尺側端的少澤穴，沿上肢伸側面的尺側上行，循肩胛，經頸側上行至頰，止於耳前的聽宮穴。與足太陽膀胱經連接。

　　病證主治範圍：肩胛，頸，頭、眼、耳、咽喉部的病證，神志病，發熱病，腰痛，以及本經所過部位的病證。

　　3. 足三陽經（圖1）

　　足三陽經從頭部起始，經軀幹下肢循行到足部與足三陰經連接。

　　一般頭面部病證、發熱病及神志病等，可以取足三

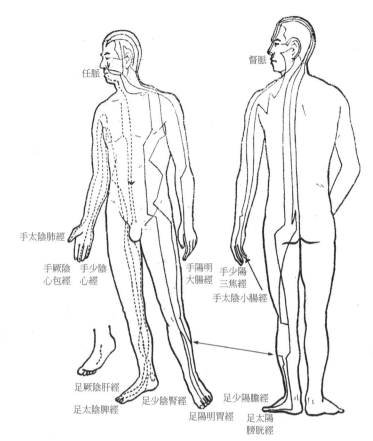

任脈

督脈

手太陰肺經

手厥陰
心包經　手少陰
心經

手陽明
大腸經　手少陽
三焦經

手太陰小腸經

足厥陰肝經

足太陰脾經　足少陰腎經

足少陽膽經

足陽明胃經　足太陽
膀胱經

虛線示手足三陰經，實線示手足三陰經

圖1　十四經脈分佈示意圖

陽經的穴位來治療。

（1）足陽明胃經：屬於胃，絡於脾。體表循行始於眼眶下的承泣穴，沿顴部至口周，循下頜骨體至下頜角前。分成兩支：一支沿耳前上行，止於額角部的頭維穴；一支沿頸前外側下行，經鎖骨上窩至胸腹前面及下肢前緣

而下，止於足次趾外側端的厲兌穴。與足太陰脾經連接。

病證主治範圍：頭前部、面、口、齒、咽喉等部位病證，胃腸病，神志病，高血壓病，貧血，白細胞減少症，身體虛弱，以及本經所過部位的病證。

（2）足少陽膽經：屬於膽，絡於肝。體表循行始於眼外眥旁的瞳子髎穴，經過耳前後及顳部，然後下行於胸脅腹側及下肢的外側，止於第四趾外側端的足竅陰穴，於足厥陰肝經連接。

病證主治範圍：頭側部、眼、耳、胸脅等部位病證，肝膽疾病，神志病，發熱病，梅尼埃病，腳氣，便秘，以及本經所過部位的病證。

（3）足太陽膀胱經：屬於膀胱，絡於腎。體表循行始於眼內眥旁的睛明穴，上行沿頭頂至枕部，下行循頸後，脊往兩側及下肢後面至外踝後方，出外踝後方沿足外側止於小趾外側瑞的至陰穴。與足少陰腎經連接。

病證主治範圍：眼、頭頂、頭部後、頸後、腰背部位的病證，與本經背俞穴相關的臟腑病、發熱病、神志病、胎位異常，以及本經所過部位的病證。

4. 足三陰經（圖1）

足三陰經從足部起始，循下肢內側上行，經腹到胸，與手三陰經連接。一般腹部和泌尿生殖系統方面的病證，可以取足三陰經的穴位來治療。

（1）足太陰脾經：屬於脾，絡於胃。體表循行始於足趾內側端的隱白穴，沿足內側、小腿內側脛骨後緣及大腿內側前緣上行，經腹部和胸部的前外側，止於腋下第六

肋間處的大包穴，與手少陰心經連接。

病證主治範圍：胃腸病、泌尿生殖系統疾病、各種出血、貧血、失眠、水腫，以及本經所過部位的病證。

（2）足厥陰肝經：屬於肝，絡於膽。體表循行始於趾外側端的大敦穴，沿足內側，循小腿內側上行，經大腿內側正中，繞行於外陰部，經小腹及腹側，止於乳下第六肋間處的期門穴，與手太陰肺經連接。

病證主治範圍：肝膽病（包括高血壓病、頭痛，失眠、多夢等），泌尿生殖系病，以及本經所過部位的病證。

（3）足少陰腎經：屬於腎，絡於膀胱。體表循行始於足心的湧泉穴，沿足內側、內踝下後方上行，循下肢內側的後緣上行，至腹胸伴行於前正中線之旁，止於鎖骨內側端下方的俞府穴，與手厥陰心包經連接。

病證主治範圍：泌尿生殖系及內分泌系疾患、神經衰弱、喉、胸，腰部病證，以及本經所過部位的病證。

（二）任脈、督脈的循行與主治

（1）任脈：體表循行始於外生殖器與肛門之間的會陰穴，沿胸腹前正中線上行，止於頦唇溝中央的承漿穴，與督脈相交。任脈有總管全身陰經的作用，為「陰經之海」。

病證主治範圍：泌尿生殖系統疾病、胃腸病、肺和咽喉病、神志病、身體虛弱，以及本經所過部位的病證。

（2）督脈：體表循行始於尾骨尖下方的長強穴，沿背正中線上行，循頭頂正中，過頭前部止於上齒齦處的齦

交穴。與任脈連接。督脈有總督全身陽經的作用，為「陽經之海」。

病證主治範圍：頭、面、咽喉部疾病和心、肺、胃腸疾患，泌尿生殖系疾患，發熱病，神志病，大腦發育不全，白細胞減少症，身體虛弱，神經衰弱，以及本經所過部位的病證。

（三）十二經在體表分佈的規律

（1）在頭面部：手、足三陽經均分佈在頭面部，故稱為「頭為諸陽之會」。手足陽明經分佈於面部及頭前部，手、足少陽經分佈於頭側部，手太陽經分佈於頰部，足太陽經分佈於頭後部、前額及頭頂部。

（2）在軀幹：手、足三陰經均分佈在軀幹前面。足三陰經分佈於胸、腹，手三陰經分佈於胸。足三陽經中的足陽明經分佈於胸腹，足少陽經分佈於軀幹側面，足太陽經分佈於背面。

（3）在上肢：手三陰經分佈於屈側，太陰經在前，少陰經在後，厥陰經在中。手三陽經分佈於伸側，陽明經在前，太陽經在後，少陽經在中。

（4）在下肢：足三陰經分佈於內側，三陰經的前後分佈與上肢基本相同，只是在小腿下段厥陰經與太陰經位置互換。足陽明經分佈在前側，足少陽經分佈在外側，足太陽經分佈在後側。

掌握這個大致的分佈規律，對於針灸在診斷和治療上有一定的幫助。

（四）十二經表裡規律

十二經脈分屬於臟腑，陰經屬臟（絡腑）為裡，陽經屬腑（絡臟）為表。由於經絡在體內循行的屬絡關係，構成了臟腑經絡的陰陽表裡關係。表裡兩經由絡脈相互銜接溝通，因此表裡兩經在生理和病理方面都是相互聯繫、互相影響的。掌握這個規律，在治療時，常可採用表裡經相配取穴的方法。

（五）十四經穴位主治規律

（1）經絡所過，主治所在。即經絡循行所經過的部位，即該經的主治範圍。

（2）一般頭面部的穴位大多數只主治局部病證，但有少數穴位，如百會、人中、素髎、風府等穴尚能治全身的病證。

（3）一般軀幹部的穴位，不但能治局部病證，而且對內臟和全身都有治療作用。例如：胸腹部穴位均能治局部疾病、內臟疾病、急性病；腰背部穴位均能治局部疾病、內臟疾病、慢性病；如膻中、關元、氣海、大椎、命門、腎俞等穴位尚能治全身疾病。

（4）手、足三陽經在手、足上的穴位，均主治頭、面、五官的病證、發熱病及神志病。在前臂、小腿上的穴位，均可治臟腑疾病，包括胸腹腰背部位的病證。而手三陽經的大多數穴位尚可治療肩、背、頸部及頭面部的病證。在上臂、大腿的穴位，一般主要治療局部病證。

（5）手、足三陰經分佈在手、足上的穴位，均主治咽喉、胸、肺的病證及神志病，但足三陰經的部分穴位尚能主治泌尿生殖系及肝、脾、腎的疾病。在前臂、小腿上的穴位均治五臟病，其中手三陰經穴位以治心、肺、心包病為主；足三陰經穴位以治肝、脾、腎病為主。在上臂、大腿上的穴位一般主要治療局部病證。

（6）本臟所屬的經穴除能治本臟病證外，尚可治與其相表裡經絡的病證。

三、經絡在臨床上的應用

（一）經絡在診斷方面的應用

在經絡循行的通路上或在經氣聚集的俞、募、原穴等處出現壓痛、異常感覺或摸到結節狀、條索狀的反應物，可以幫助診斷臟腑的病變。如肺有病，在肺俞或中府有壓痛；胃有病，在胃俞或脾俞有壓痛；闌尾炎時，在闌尾穴處有壓痛；膽囊炎時，在膽囊點有壓痛等。

其次，根據經絡的循行分佈規律，也可以幫助診斷。如根據足少陽膽經在體表的循行線路，對有目眩耳聾、口苦脅痛等證的患者，可考慮是少陽經的病證；又如根據十四經在頭部的循行分佈規律，對頭痛一證，就可分辨為痛在前額者與陽明經有關，痛在側旁者與少陽經有關，痛在枕項者與太陽經有關，痛在頭頂者與足厥陰經或督脈有關。

（二）經絡在藥物作用方面的應用

中醫認為某些藥物對某些臟腑經絡具有選擇性，因而產生了藥物歸經的理論，對臨床用藥有一定的指導作用。

例如：同樣是治頭痛的藥物，藁本入太陽經，治病位在枕項的頭痛；白芷入陽明經，治前額之頭痛；柴胡入少陽經，治病位在頭之兩側的頭痛。

此外，還有稱作引經藥的，即某些藥不但能自己入某經，還可作他藥入經的嚮導，如羌活是足太陽膀胱經的引經藥等。

（三）經絡在針灸及新醫療法方面的應用

臨床常用的針灸療法以及近年來在經絡和針灸的理論基礎上發展起來的新醫療法（如穴位埋植、穴位結紮、穴位割治、穴位注射等），深受臨床歡迎。這裡選取穴配方的一般規律作簡要介紹，供讀者參考。

1. 局部或鄰近取穴

根據每個穴位都有治療局部及鄰近部位疾病的作用，當某一部位發生病變時，可在病變局部或鄰近選穴進行治療，如眼病取眼區穴位，耳病取耳區穴位，肩痛取肩部穴位，此為局部取穴；眼病取風池，鼻病取印堂、上星，膝痛取陽陵泉，稱為鄰近取穴。

如果局部沒有穴位分佈，也可以選壓痛最為明顯的點作穴，此為「阿是穴」。

2. 遠隔取穴

（1）按照經絡的循行路線取穴（循經取穴）：如頭前部有陽明經分佈，故頭前部疼痛選取手陽明經的合谷或足陽明經的內庭；耳部有少陽經分佈，故耳病選取手少陽經的中渚或足少陽經的陽陵泉。同理，腰背痛取足太陽經的委中，泌尿生殖系病取三陰交等。

（2）按照經絡與所屬臟腑的關係取穴：某臟腑病變取本臟腑所屬經絡的穴位，如肺病咳喘咯血，可取肺經的太淵、列缺、孔最、魚際、尺澤諸穴；胃脘疼痛、呃逆脹滿，可取胃經的足三里、內庭、上巨虛、梁門諸穴；肝病脅痛、黃疸，可取肝經的太衝、中封、期門、章門諸穴，都可獲得較好的療效。

（3）按表裡經關係取穴：一經的病，常用表裡兩經的穴位治療，如咳嗽、咯血，常用手陽明大腸經的合谷配肺經的孔最；腹痛腹瀉，常用足陽明胃經的足三里配足太陰脾經的公孫。

（4）按照臟腑與其他組織的關係取穴：如肝開竅於目，故眼病可取肝經的太衝、行間及膀胱經的肝俞；腎開竅於耳，故耳病可取腎經的太谿、水泉及膀胱經的腎俞；脾主肌肉，故肌萎縮、肌無力、肌跳動等病證，可以選取脾經的太白、陰陵泉及膀胱經的脾俞；肺主皮毛，故肺陰虛所致的盜汗，可取肺經的魚際及膀胱經的肺俞治療。五官和五體（皮膚、肌肉、筋、脈、骨）的病證，可選五臟的俞穴或配合所屬經脈的穴位來治療，都有較好的療效，這裡僅是舉例說明。

3. 特定取穴法

這種取穴法主要是根據某些穴位的特殊作用來選取的。

（1）俞募取穴法：俞穴是臟腑經氣轉輸於背部的穴位，募穴是臟腑經氣聚集於胸腹部的穴位。一般來說，臟的病或臟腑新發病或活動期疾病多用俞穴，腑的病或久治不癒或處於暫時穩定狀態的疾患多用募穴。但是俞募穴的差異是相對的，它們都具有調整臟腑功能的作用，故在治療內臟病時常用俞募相配或交替使用。

（2）原、郄、絡取穴法：十二經各有一個原穴，分佈在四肢，是體內原氣駐留的場所，用來治療臟腑病常有較好的效果。郄穴多分佈於筋骨空隙，為經氣彙集之處，一般急性痛證刺郄穴有較好的效果。絡穴具有聯絡表裡兩經的作用，故有「刺一絡而治兩經」之說。

（3）八會取穴法：八會穴即臟會章門，腑會中脘，氣會膻中，血會膈俞，筋會陽陵泉，骨會大杼，髓會懸鐘，脈會太淵。這些穴位分別與臟、腑、氣、血、筋、骨、髓、脈有特定的聯繫。八會取穴法用以治療慢性病，常有較好的效果。如章門治五臟的病證（以肝、脾病為主）；中脘治六腑的病證（以胃與大腸病為主）；膻中治呼吸困難，哮喘，胸膈脹悶，嘔逆噯氣；膈俞治咯血，吐血，衄血，崩漏，尿血，便血，紫癜等；陽陵泉治半身不遂，拘攣，癱瘓，痿痺；大杼治周身骨關節疼痛；懸鐘治下肢癱瘓，痿痺；太淵治無脈症及心肺疾患。

以上所述的俞、募、原、郄、絡穴及八會穴，可以

配合運用，亦可單獨應用。治慢性病時常以俞募相配或原絡相配，療效較佳。

4. 經驗取穴

根據臨床經驗選取對某些疾病有特殊治療作用的穴位，稱為經驗取穴。如前人總結的四總穴歌：「肚腹三里留，腰背委中求，頭項尋列缺，面口合谷收」，就是一個代表。臨床上對腹部的疾病取足三里，腰背部的疾病取委中，頭頸部的疾病取列缺，面部的疾病取合谷，都有較好的療效。又如膏肓、大椎、命門、脾俞、腎俞、合谷、足三里、關元等穴對慢性病或體質虛弱者具有強壯作用，風池對迎風流淚及肝風眩暈有較好的治療效果，風門常用於治療外感風寒、外感風熱證，風市常用於治療下肢風濕、風疹，豐隆常用於治療痰證，肺俞、魚際、合谷、復溜常用於治療盜汗、自汗等，都是從臨床實踐中總結出來的經驗穴。

臨床實踐發現一些新的穴位，並用它治好了不少難治疾病，特別是對聾啞、癱瘓、眼病等的治療積累了很多經驗，如聽靈治聾、增音治啞、健明治盲、邁步治癱、定喘治哮喘等，可供選穴時參考。

以上介紹的是選穴方法，臨床應用時還需配穴成方，每方用穴不宜過多，一般以2~3個為宜，常以局部（或鄰近）與遠隔取穴相配。可以只針一側，也可以雙側同時取穴，或左右各取不同穴位，如失眠時可取左側神門與右側內關相配。如治療時間比較長，同一穴位不能連續使用太久，應注意更換穴位或間歇治療，否則，可能產生穴位的疲勞或適應現象而影響療效。

四、有關經絡的現代研究

（一）關於穴位的解剖學研究

這裡主要介紹穴位與神經、血管的關係。從解剖學觀察到，十二經脈上的穴位，大約有半數分佈在較大的神經或神經幹上，其餘半數穴位的附近有較大的神經或神經幹通過。從顯微鏡下也觀察到，穴位內各層組織中具有豐富的神經末梢、神經叢或神經束，但尚未見到有特殊的感受器或其他特殊結構。

其次，穴位分佈與皮神經也有密切關係，不少穴位正位於皮神經幹上或相鄰皮神經分佈區的交界處。

艾灸或梅花針刺激穴位皮膚即可產生療效，可能與穴位和皮神經的聯繫有關。

經絡在四肢的循行，如肺經與肌皮神經的走向，心經與尺神經及前臂內側皮神經的走向，心包經與正中神經的走向，膀胱經與坐骨神經的走向，基本是一致的。

兩經之間的絡脈連接處，多為兩條神經分支的吻合部，如肺經與大腸經之間的絡穴列缺，正當肌皮神經與橈神經淺支吻合處；脾經與胃經之間的絡穴公孫，正當腓淺神經分支與隱神經吻合處等。

穴位分佈與血管的關係也很密切，穴位分佈在血管幹者只占少數，而穴位旁有血管幹者卻占半數以上。根據動物實驗研究，有人推斷針刺穴位的神經衝動可能是由血

管壁的神經傳向中樞的。

（二）關於穴位對人體作用的研究

1. 消化系統方面

針刺天突、膻中、合谷、巨闕等穴，可增強食管蠕動，使管腔增大，解除痙攣，故可以解除食管痙攣的吞嚥困難。

針刺足三里、胃俞、中脘等穴，可以改變胃及小腸的蠕動，使鬆弛的胃收縮，又可使痙攣解除。針刺足三里、三陰交、大腸俞、內關、天樞、支溝等穴，能改變直腸的蠕動，故便秘時可以通便，腹瀉時又可以止瀉。針刺足三里、風池、大杼、四縫等穴能影響胃液分泌。針刺陽陵泉可使膽囊收縮，促進膽汁排出。

2. 循環系統方面

針刺人迎、曲池、太衝、風池、足三里等穴，能使高血壓患者血壓下降。針灸人中、十宣、合谷、足三里、百會等穴，又可使休克患者血壓回升。針灸內關、神門、郄門、心俞等穴，能使心肌收縮力和心率改變。針刺足三里，可使血管舒張、血管通透性下降。

3. 呼吸系統方面

針刺天突、膻中、肺俞、定喘等穴，可緩解支氣管痙攣，能治療支氣管哮喘。

4. 血液系統方面

針灸足三里、陰陵泉、曲池、大椎，可增加白細胞數量。針灸足三里、膏肓、四縫，可增加紅細胞及血紅蛋

白數量。

5. 泌尿、生殖系統

針刺腎俞、復溜、照海等穴，對腎臟的利尿作用有明顯影響。針灸關元、中極、曲骨、腎俞、膀胱俞、陰陵泉、三陰交等穴，能改變膀胱的運化功能，故可以治療尿潴留或尿失禁。針刺三陰交、合谷，能引起子宮收縮，故可以催產。

6. 內分泌系統方面

針刺合谷、曲池、天突等穴，可促進或抑制甲狀腺功能亢進，故可以治療單純性甲狀腺腫和甲狀腺功能亢進。

針刺足三里、肝俞、膽俞，能促進垂體－腎上腺系統活動，使腎上腺皮質增生，糖皮質激素分泌增多。針刺少澤、合谷，或灸膻中等穴，有催乳作用，可能是由於促進垂體前葉分泌生乳激素引起的。

7. 神經系統方面

有文獻報導，穴位針刺可作用於腦幹網狀結構，使網狀結構受損的患者恢復正常。穴位針刺可作用於下視丘和垂體的腎上腺系統，促進促皮質激素和皮質酮類化合物的排出，從而在一定條件下增強機體抗病能力；又可使神經興奮抑制過程的平衡和靈活性有所改善。

針刺有強壯作用的穴位如足三里、合谷、少海等，可提高交感神經系統的緊張性；針刺脾俞、太白等穴位，可降低交感－腎上腺系統活動的效應。透過上述研究發現，針刺穴位可治療多種神經系統的疾患。

根據大量的生理實驗材料，發現穴位對機體各方面的作用是具有特異性的，而非穴位部位的作用則很不顯著。有少數穴位的作用是多方面的，如前述的足三里、合谷。急救時選用素髎穴有同時興奮呼吸、循環、神經、內分泌等系統活動的綜合作用。

（三）關於經絡實質的研究

針刺得氣時的酸、麻、脹及觸電感，往往沿著經絡循行的路線擴散，成為循經走行的經絡現象，它的物質基礎是什麼？即經絡的實質是什麼？目前尚未明確。總結經絡方面的各項研究，初步歸納有以下三種認識。

1. 認為經絡的實質就是神經

這方面的意見認為從穴位的解剖學研究表明，穴位的分佈，尤其是四肢的經絡循行，與神經的分佈很近似。從針刺穴位引起各器官功能改變的效應來看，一般認為與神經系統的作用是分不開的。從接受刺激、傳入到傳出等環節均需神經參與，包括軀體神經和血管壁神經在內，並與神經中樞有密切關係。

實驗證明，經絡現象可因切斷或麻醉阻斷神經通路而消失或減弱，如家兔實驗中發現，針刺足三里可引起小腸蠕動增強，若將坐骨神經與股神經均切斷，則反應消失，說明這兩條神經與刺激的傳入有密切關係，若把腰骶髓完全破壞後，再刺激足三里，反應亦消失，說明這個反應還有腰骶髓參加。在腰部麻醉下，針刺足三里時，不能引起酸麻感覺，腰部麻醉作用結束後則上述感覺恢復。封閉星狀交感神經節

後，針刺面部的穴位，針刺感應消失。麻醉大腦皮質後，針刺大椎的退熱效應明顯下降；若再將交感和副交感神經封閉，退熱效應就不再出現。

近年來在針刺研究中，觀察到合谷穴可以使身體一些部位的痛閾提高，但用普魯卡因封閉該穴的表層和深層，或僅封閉其深部組織以後，就不能再提高痛閾。

另外，合谷穴的深部組織是受尺神經支配的，若在合谷穴施以單個方形波電刺激，可以在肘關節以上尺神經沿線的表皮上記錄到電位變化──復合動作電位。還觀察到針刺貓、猴身上的相當於人體的同部位的某些穴位時，在支配該區的神經纖維上，可記錄到因針刺引起的放電。在貓的後肢相當於三陰交、足三里穴位予以單個方形波電刺激，可以在丘腦的中央中核、中腦中央等部位記錄到電位變化，即誘發電位。

根據以上臨床觀察及動物實驗等結果，推斷經絡的實質可能就是神經。

2. 認為經絡的實質是神經體液的綜合調節功能

這種觀點認為除了神經是經絡現象的通路之外，還要將體液調節的因素考慮在內；因為有時針刺效應的潛伏期是比較長的，效應也往往比較持久。

已有實驗證明：患急性闌尾炎時，針刺可使人體激素含量增加；針灸還能促進垂體前葉分泌卵泡刺激素和黃體生成素，影響排卵等。

3. 認為經絡的實質可能是機體的生物電現象

對皮膚電阻與皮膚電位的研究發現，許多的「良導

點」「良導絡」與穴位及經絡很相近，認為這就是經絡存在的客觀證明。但是這方面各家研究的結果尚有出入，並沒有一致的看法。

關於經絡的研究材料相當豐富，不一一列舉。總的說來，這些材料說明經絡是有物質基礎的。據目前材料所見，可以認為經絡與神經系統的關係比較密切，而經絡在體內負責調節全身功能，從這一點著眼來看，是與神經—體液系統功能相當的。

穴位針刺也可作用於內分泌活動。從中醫對經絡的描述看，經絡系統還包括血管在內。因此，經絡可能包括神經、內分泌和血管系統在內的系統。神經系統的活動規律至今尚未完全弄清，這也可能是用神經理論不能完全解釋經絡學說的原因之一。

經絡學說是中醫的基本理論之一，對於針灸及臨床各科都有指導意義。進一步弄清它的實質不僅可使經絡學說更好地為人類服務，而且必將對醫學發展做出較大的貢獻。

小　結

　　經絡的循行路線是在無數臨床實踐中總結出來的，是針刺穴位時針感傳播的通路。從生理上說，它是人體各部分互相聯繫的聯絡網；從治療作用上說，它是人體穴位受刺激作用後而發生反應的反應通路。針灸治療就是在經絡上最敏感的點，即穴位上進行刺激，透過經絡的調整作用，達到治療的目

的。什麼病採用什麼穴位，通常是根據經絡理論選定的，故經絡理論能指導臨床實踐。

至於經絡的物質基礎是什麼，是今後需要繼續解決的問題。我們要看到經絡學說有指導臨床的一面，又要看到它限於歷史條件而不夠精確的一面；對現代生理解剖學既要看到它已有的成就，又要看到它尚有許多未闡明的問題。

第五章　病因

｜熟悉各種病因所致病證的臨床特點。

　　在發病學方面，中醫將正氣放在首要地位，認為「正氣存內，邪不可干」「邪之所湊，其氣必虛」，即認為疾病的發生，主要是由於正氣虧虛，病邪才有隙可乘；若正氣充足，抵抗力強，則不易生病。

　　中醫認為一切疾病都有發生的原因。兩千多年前，在《內經》上就將病因分為兩類，即「內因」與「外因」。後又有「三因」學說，認為六淫可引起外感病，稱為「外因」；七情、勞倦、飲食引起內傷之病，稱為「內因」；又因創傷、蟲獸傷與前兩者有別，故稱為「不內外因」。此種病因分類在臨床上曾沿用較長時期。

　　無論是外界的氣候變化、外傷、蟲獸傷、精神刺激、過勞、飲食不節等，都是外來的致病因素，應該屬於外因，而人的精神因素和機體抵抗力的變化，是疾病發生的內因。

　　中醫通常說的「審證求因」，就是將四診蒐集的資料透過辨證來進行推求病因。因為病因不同，在體內引起的病變就不同，所以掌握不同病因的致病規律及其臨床特點，對於診斷和治療都有著極其重要的意義。

一、六 淫

風、寒、暑、濕、燥、火是自然界四季氣候變化的表現，在正常情況下稱為六氣。當六氣出現反常情況，就可能成為致病因素，稱為「六淫」。

六淫致病一般首先侵犯肌表，或從口鼻而入，所以認為它是外感病的致病因素，通常稱之為外邪。從六淫的致病情況來看，它除了氣候因素之外，還包括一部分致病的微生物在內，只是限於當時歷史條件，古人並未能夠全面認識。

六淫致病一般具有季節性，如春季多風病，夏季多暑病，秋季多燥病、冬季多寒病，長夏（夏秋之交）多濕病。六淫既可以分別單獨致病，如傷風、中暑等；也可以數邪夾雜一起致病，如風、寒、濕三邪同時侵襲人體，引起痺證。

另外，內風、內寒、內濕、內熱、內燥等，是內傷病過程中出現的一種病理狀態，它與六淫之邪引起的外感病不同，但兩者在某些臨床表現方面有相似之處，故在此一併介紹。

（一）風

1. 外風

風性輕揚，善行多變，最易傷人，四時皆可致病，故有「風為百病之長」之稱。

風邪致病的特點：

（1）發病急驟，一般消退亦快，故病程不長，如風疹（蕁麻疹）、傷風等證。

（2）症狀具有游走性，如風痹證（風濕性關節炎疼痛多為游走性疼痛）。風痹證，因其痛處不定，故又稱「行痹」。

（3）風邪常侵犯肌表、肺衛。風邪在皮膚則生癢感；風邪侵犯肺衛則有惡風、發熱、自汗、咽癢、咳嗽、脈浮等症狀。

風邪除單獨致病外，往往與其他病邪同時侵犯人體。常見的風病有以下三種。

風寒：見「溫熱病辨證」。

風熱：見「溫熱病辨證」。

風濕：風濕侵襲肌表經絡，可見頭痛而重，全身骨節疼痛，游走不定，或發生濕疹等。

2. 內風（肝風）

常由心、肝、腎的病變所致。其臨床特點為：

（1）多突然發病。

（2）輕者表現為頭暈目眩，情緒不寧，手足顫動、麻木，口眼歪斜；重者猝然昏倒，不省人事，抽搐，角弓反張，偏癱等。

內風的發生常見於以下三種情況：

熱極生風：多見於溫熱病，尤以小兒為常見。由於熱傷津液，耗傷營血，影響心與肝的功能，故出現驚厥、神昏等症狀。相當於西醫中的高熱引起的抽搐。

陰虛動風：多因肝腎陰虛而致肝陽上亢，引動肝風，輕則出現頭痛眩暈，重則突然昏倒，發生中風。常見於高血壓病、腦血管意外等。

血虛生風：主要由於血虛和腎陰虧虛引起。主要症狀是頭暈、眼花、耳鳴、四肢麻木震顫，甚至抽搐、昏迷。常見於重症貧血引起的眩暈，以及低血鈣、低血糖等症狀。

（二）寒

1. 外寒

寒邪致病多在冬季，但在其他季節也可因氣溫下降而致病。寒邪致病特點：

（1）寒邪易傷陽氣。人體受寒邪侵襲，衛外陽氣受遏，就出現惡寒、發熱、無汗、脈浮緊等症狀。

（2）寒邪由表入裡，易於化熱。一般寒邪由太陽經傳入陽明經後，就會出現高熱、煩渴、大汗等實熱症狀。

（3）寒性凝滯。寒邪侵襲人體後常滯留於肌膚、經絡、筋骨、關節或臟腑之中，使氣血流行不暢，氣滯血瘀而成痛證。寒邪留於腸胃則嘔吐、腹痛、洩瀉。

寒邪常與風邪、濕邪等相兼致病。常見的寒病有以下幾種。

風寒：見「溫熱病辨證」。

中寒：寒邪直中臟腑，可見身涼肢冷，寒戰，面色蒼白，嚴重時猝然昏倒，不省人事，脈沉細。

寒痺：寒邪留滯經絡、筋骨，因而造成肌肉關節疼痛，一般痛處不移，遇寒痛增，得熱痛減。

2. 內寒

即裡寒證。有虛實之分。虛者，由於體內陰氣盛，陰盛則生內寒，臨床表現為惡寒喜熱，手足不溫，噁心，嘔吐清水，食減便溏，腹痛腸鳴，小便清長，舌淡苔白潤，脈沉遲等。

過食生冷寒涼之品，以致沉寒積冷，亦為內寒，證見腹痛、食減、便秘，甚至腹部覺冷而疼痛較甚，苔白厚或白膩，脈沉遲有力，此為寒實證。

（三）暑

暑邪致病多在夏季。夏季的熱病稱為傷暑。若在烈日下活動過久而病，則稱為中暑。

暑邪致病的特點如下：

（1）暑為熱邪，故暑病多見高熱、煩渴、多汗等熱證表現。

（2）暑邪易耗氣傷津，故有身倦無力，口燥唇乾，便秘尿少等症狀。

（3）暑病多挾濕，一因夏季天氣潮濕，二因夏季人們喜食生冷，易傷脾胃而生內濕。故暑病常兼胸悶、噁心欲吐、食慾不振等臨床表現。

常見的暑病有：

1. 傷暑

症狀較輕，表現為發熱、煩渴、汗出、頭痛、噁心嘔吐、腹瀉、氣促、四肢無力、脈洪數等。

2. 中暑

多因在烈日下或高溫環境中勞動過久，感受暑邪過重所致，表現為猝然昏倒、神志不清、高熱、無汗或出冷汗、氣粗面紅、舌紅唇赤、脈洪大而無力等。

（四）濕

1. 外濕

外濕致病，多與氣候環境有關，或因陰雨連綿，久處霧露潮濕之地，或因長時間涉水淋雨，或因防護不周或缺乏鍛鍊，均易發生濕病。脾胃素弱者，也容易感受外濕。

外濕傷人，多由體表肌膚而入，淺則侵犯皮肉筋脈、關節，深則傷及臟腑。濕邪侵入人體後，可以寒化或熱化。這種轉化，常與患者的臟腑功能狀態、治療是否恰當有關。如脾陽素虛的患者易從寒化，胃熱的患者易從熱化；過用寒涼藥易於寒化，妄用溫燥藥易於熱化。

濕邪致病的特點：

（1）濕性重著，故濕病常見頭重如裹，身體沉重，四肢乏力；起病多先從人體的下部開始，故常見下肢重滯、水腫。

（2）濕性陰寒凝滯，阻礙人體氣機，故多見胸悶、脘腹脹滿等氣滯之證。

（3）濕性濁膩，故白帶、淋濁、下痢、濕疹、瘡瘍流水等，均屬濕證。

（4）濕性纏綿，故某些感受濕邪之病不易速去，常

日久難癒。

（5）舌苔白滑或膩，脈緩或濡，是濕病常見的舌象和脈象。

濕邪傷人，常與風寒相兼致病。

常見的濕病有以下3種：

（1）**傷濕**：係指濕邪傷表，也稱表濕。表現為畏寒，發熱不高，頭脹而重，身重肢倦，胸悶，口不渴，舌苔白滑，脈浮緩。常見於多雨季節外感病的早期。

（2）**濕痺（亦稱「著痺」）**：濕犯經絡，引起全身疼痛，尤以關節疼痛為重，痛有定處，肌膚麻木，行動不便。

（3）**濕熱**：一般發熱不甚高，口渴自汗，心煩胸滿，小便短赤，舌苔黃膩，脈滑數或濡數。如濕熱內蘊脾胃，可出現黃疸；濕熱搏結大腸，可見下痢膿血；濕熱下注膀胱，可見尿痛、尿頻、尿急、血尿、淋證、白帶；濕熱壅滯皮膚，可見瘡癰腫毒、濕疹。

2. 內濕

多因飲食不節，損傷脾胃，以致脾陽不振，運化功能失常，濕從內生，聚而為患。

臨床表現或為洩瀉，或為水腫，或為痰飲。因而有「諸濕腫滿，皆屬於脾」之說。

（五）燥

1. 外燥（秋燥）

氣候乾燥的秋天，易生燥病。氣候轉涼而乾燥，易

生涼燥證；燥從熱化，則成溫燥證。

燥邪致病的特點：

（1）燥邪易傷肺。肺燥則乾咳無痰，或痰中帶血，鼻咽乾燥，胸痛，發熱。

（2）燥邪易傷陰傷津，故燥病常見口、舌、唇、皮膚乾燥，口渴喜飲，發熱無汗，大便乾燥，脈細澀等。

外燥分涼燥與溫燥兩種：

涼燥者惡寒較發熱甚，舌苔白，脈浮。

溫燥者發熱重於惡寒，口渴，或見目赤，咽痛，咳痰帶血絲，尿短赤，舌尖邊紅，脈浮數。

2.內燥

產生內燥的原因，大致有以下3種。

（1）嘔吐、腹瀉、出汗、出血過多。

（2）溫熱病病久傷津，或消耗性疾病耗傷陰液。

（3）治療上過用發汗藥、瀉下藥或溫燥藥。

內燥的臨床表現，在外可見皮膚毛髮乾燥、憔悴無光澤，咽乾唇裂，目澀，鼻孔覺熱等；在內則有潮熱盜汗，心煩失眠，渴飲善飢，大便乾結，尿少等。舌紅少津，苔薄或無苔，脈細數或澀。

（六）火

火與熱只是程度不同，熱極可以化火，風、寒、暑、濕、燥入裡也可化火。此外，臟腑功能失調、精神刺激等也能化火。因此，可以說火證多屬裡證，臨床上可分實火、虛火兩類。

1. 實火

實火多因外感六淫化火而發生，其臨床特點是：

（1）起病較快，變化迅速。

（2）火熱最易傷津。故火證多見高熱，怕熱，燥渴喜冷飲，多汗，面紅目赤，口乾唇燥，大便乾結，尿短赤，舌紅苔黃等症狀。

（3）火性上炎，其症狀依不同臟腑而異，如心火上炎，可見心煩不眠，甚則神志不清、譫語、狂躁。胃火上炎，可見齒齦腫痛、吐血、衄血、頭痛等。肝火上炎，則見易怒、目赤腫痛、頭痛等。

（4）火是陽熱之邪，可迫血妄行。常出現吐血、衄血、皮膚斑疹等出血症狀。

（5）火證多見舌質紅絳，舌苔黃燥少津，脈洪數。

2. 虛火

多因內傷而起，如臟腑（肺、腎、肝）功能失調，氣血不暢，或久病失於調養，精氣虧耗，或情志不舒等，都可導致虛火的發生。

虛火的臨床特點是：起病緩慢，病程較長。主要症狀為潮熱盜汗，五心煩熱，午後顴紅，虛煩失眠，口乾咽燥，乾咳無痰，或痰中帶血，耳鳴健忘，腰痠遺精，舌紅少津，剝苔或無苔，脈細數等。

二、癘　氣

在外感邪氣中還有一類疫癘邪氣，這是一類具有強

烈傳染性的外感致病邪氣。在中醫古代文獻記載中，又稱為「癘氣」「戾氣」等。同一種疫病，其臨床表現大致相同，正如古代醫家所說的「五疫之至，皆相染易，無問大小，病狀相似」。

疫癘對人類健康的危害很大，其產生與傳播，往往與氣候的嚴重反常、衛生條件差等因素有關。

三、外傷、蟲獸傷

外傷和蟲獸傷，在陳無擇對病因的「三因分類」中，屬於「不內外因」。蟲獸傷包括毒蛇、猛獸、狂犬咬傷，或蠍、蜂蜇傷等。

四、七　情

喜、怒、憂、思、悲、恐、驚七種情志活動，稱為七情。情志活動是人體對外界環境的一種生理反應，一般在正常範圍，是不會致病的。但情志活動過度，可引起體內陰陽失調、氣血不和、經絡阻塞、臟腑功能失調，致發生疾病。情志不和，不但可以導致正氣虛弱，易感外邪，同時七情變化本身也可以致病。

它主要是引起五臟以及氣的病證，如思慮過度傷脾，出現胃脘脹痛、食慾不振等脾胃功能失調症狀；又如大怒傷肝，肝氣鬱結或肝氣上逆，可以化火，出現頭痛、頭暈、目赤、耳鳴、耳聾、性情急躁、口苦、脅痛等。

五、飲食不節

飲食不節，常是致病因素之一。暴飲暴食，或過食生冷，或過食肥甘厚膩之品，或誤食不潔或有毒之物等，均可導致疾病。

（1）過食生冷，能損傷脾胃陽氣，致脾胃虛寒而出現嘔吐清水，腹痛喜按，喜熱飲但不多飲，消化不良，舌淡苔白，脈遲等症狀。

（2）過食肥甘厚膩之品，可以生熱、生濕、生痰而導致多個臟腑發生疾病。

（3）飲食過量成食滯，症見不思飲食，噯腐反酸，噁心嘔吐，腹痛拒按，大便惡臭，脈滑等。

六、勞　倦

勞倦，又名勞傷。泛指勞累過度，可致人體氣血不和，抵抗力降低。症見倦怠乏力，少氣懶言，心悸不安，煩熱自汗，動則喘促等。

小　結

中醫的病因和發病學說，是我國勞動人民幾千年來在醫療實踐中發展起來的。

疾病的發生都有一定的原因。「百病之生，各

有所因」。中醫曾把錯綜複雜的病因歸納為「三因」，從現在來看，實際上多數致病因素是屬於外因。其中七情作為人體本身的精神活動，屬於內因，但引起七情變動的外來的精神刺激，則應屬於外因。同樣，勞倦作為致病的病因，屬於外因，但其所造成降低機體抵抗力的結果，則又屬於內因的範圍了。

在發病學上強調內因的作用。中醫認為疾病的發生、發展是正邪鬥爭的過程。既要注意外邪一面，更要重視正虛一面。《內經》中「邪之所湊，其氣必虛」「正氣存內，邪不可干」等論述都強調了人體正氣發生變化，外邪才得以乘虛而入；且體質稟賦、精神活動、生活條件、自然環境等因素均可影響正氣，成為疾病發生的條件。

根據這一思想，中醫在防病治病中十分重視內因的作用，提出「正盛邪易去，邪去正易復」的觀點，在臨床治療中應注意觀察正邪的盛衰，緊緊抓住扶正與祛邪兩個環節，調動那些對恢復機體健康有利的因素，從而達到恢復健康的目的。

第六章 四　診

> **學習目的** │瞭解問、望、聞、切四種診斷方法，及其在辨證上的應用，掌握中醫四診合參。
>
> 　　中醫診斷包括問診、望診、聞診、切診四種方法，簡稱四診。透過四診，瞭解患者疾病的現狀和既往病史，並對其加以分析，作為辨證論治的依據。

一、問　診

　　問診是四診中的重要環節，透過對患者的細緻的問診，往往可以為正確診斷找到線索。

　　問診的內容，大致與西醫相同，要瞭解患者的主要病症所在，發病的時間、原因、經過，既往治療情況（包括服藥後的反應），以及患者的生活習慣、飲食偏好、思想情況、家族史等。

　　中醫問診有獨特之處，過去有人將問診的要點概括成「十問」歌訣：「一問寒熱二問汗，三問飲食四問便，五問頭身六胸腹，七聾八渴俱當辨，九問舊病十問因；再兼服藥參機變；婦女應問經帶產，小兒當問痲疹斑。」現將問診內容概述於下。

1. 寒熱與汗

要問清有無發熱、畏寒，寒熱的輕重，發熱的特

點；有無出汗、出汗的時間、性質和量的多少。

（1）疾病新起，發熱怕冷，是外感表證；發熱輕，怕冷重，無汗，是外感風寒表實證；發熱重，怕冷輕，有汗，是外感風熱表虛證。

（2）冷一陣，熱一陣，稱為寒熱往來；若發病時間短，兼有口苦咽乾、頭暈目眩、胸脅滿悶的，稱為半表半裡證。

（3）發熱不怕冷，有汗，口渴便秘，為裡實熱證。

（4）慢性病，經常下午低熱，胸和手足心煩熱（即五心煩熱），顴紅唇乾，盜汗，為陰虛發熱。平時怕冷，氣短無力，自汗，為陽虛之象。

2. 頭身、胸腹

主要問清疾病的部位、性質和時間。

（1）**頭痛、頭暈**：頭痛不止，痛在兩側太陽穴，發熱怕冷，多是外感。時痛時止，常兼眩暈，無寒熱，多為內傷裡證。一側頭痛（偏頭痛），多屬內風或血虛。白天頭痛，疲勞時加重，多為陽虛。午後頭痛，多屬血虛。夜間頭痛，多屬陰虛。頭痛眩暈，目赤口苦，多是肝膽火盛。頭暈而心悸，氣短無力，多為氣血虛弱。突然頭眩，多為實證；久眩，多屬虛證。頭悶痛重脹，如布包裹，多屬濕重。

（2）**身痛**：全身夜痛，發熱怕冷，多是外感。久病身痛，多是氣血不足。腰部痠痛，多屬腎虛。四肢關節、肌肉、筋骨疼痛酸麻或關節腫脹、疼痛游走不定或固定不移，多為風寒濕痺。

（3）**胸痛**：胸痛發熱，咳吐膿血，多為肺癰（肺膿腫）。胸痛潮熱，乾咳少痰，痰中帶血，多為肺癆（肺結核）。胸痛向肩背部放射，或胸骨後劇痛，自覺心前區有壓迫感，為胸痺（要注意是否為心絞痛）。脅痛多為肝氣不舒。

（4）**腹痛**：上腹痛，乾嘔，吐清涎沫，遇冷加劇，多為胃寒；上腹脹痛，噯腐吞酸，多為食滯。臍周疼痛，時痛時止，痛時局部起包塊，多為蛔蟲引起的。腹痛，發熱，洩瀉或下痢膿血，裡急後重，多為濕熱實證；腹痛綿綿，大便溏稀，怕冷，四肢涼，多為寒濕虛證。

一般說來，暴痛多實，久痛多虛。食後脹痛為實，食後痛減為虛。疼痛劇烈，部位固定，按之痛增或拒按為實；隱隱作痛，無固定部位，按之痛減或喜按則為虛。

3. 飲食

要問清患者的食慾、食量、口味、食後的反應，以及是否口渴情況。

（1）病中飲食如常，說明胃氣未傷；不欲飲食而頻頻噯氣，多為胃有積滯；多食易飢，多為胃有實火（要注意是否為「消渴證」）。

（2）口渴喜冷飲，多為胃熱傷陰；口渴喜熱飲多為胃陽不足。口淡不渴，或為表證尚未傳裡，或為陽虛寒盛裡證。口乾不欲飲，為脾虛濕盛。

（3）口苦為肝膽有熱；口酸為胃腸積滯；口中發甜多為脾有濕熱；口淡多為虛證。

4. 大小便

要問清大小便的次數、性狀、有無出血等。

（1）大便秘結，乾燥難解，發熱，多屬熱證、實證；久病、新產、老人的便秘，多屬氣虛或津虧。

（2）大便溏稀，便前無腹痛，多為脾胃虛寒。黎明前腹痛、洩瀉（稱為「五更洩」），多為腎陽虛。大便水樣，排便時呈噴射狀，肛門有灼熱感，為胃腸有熱。大便酸臭、稀薄、多泡沫，腹痛腹瀉，瀉後痛減，為食滯。

（3）大便膿血，裡急後重，腹痛，發熱，為濕熱下痢。大便紅黑如膠漆，多為遠血；大便帶血，血色鮮紅，多為近血。兩者出血的部位及原因，均需進一步查明。

（4）小便量多而清稀、色白，多屬虛寒；清白而頻數，甚至失禁，為氣虛。尿短而黃屬熱；若兼混濁、尿痛、排出不暢，多為濕熱。

（5）夜多小便或睡中遺尿多為腎虛。尿頻、尿急、尿痛、排出困難或同時伴有出血、砂石，為淋證。口渴，多飲，多尿，身體消瘦，為消渴證。突然發生尿閉（癃閉），或只能點滴外流，尿味甚臭，膀胱劇痛而發熱者，為實證；尿量逐漸減少，甚至無尿，面色蒼白，腰腿手足清冷者，為虛證。

5. 睡眠

（1）**失眠：**要瞭解是難以入睡，還是睡後易醒，是否多夢等。

夜難入睡，食慾減退，倦怠乏力，心悸健忘，精神恍惚，屬心脾兩虛，多由思慮過度所致。虛煩不得眠，潮熱盜汗，舌紅少津，脈細數，多是陰虛。大病之後或老年人氣血兩虛，常致少睡。夜睡不安，少睡易醒，心煩，口

舌生瘡，舌尖紅，是心火亢盛。失眠多夢，頭痛口苦，性情急躁易怒，多為肝火亢盛。夢中驚呼多為膽氣虛或胃熱。

（2）**多寐**：神倦體乏而多睡，為氣虛。食後睏倦欲睡，多為脾氣不足。病後好睡，是正氣未復。身重、脈緩、多睡，多為體內濕勝。

6. 耳聾、耳鳴

腎、肝、膽與耳的關係密切。暴聾多為肝膽火旺之實證，久聾多為腎虛、氣虛。溫病中出現耳聾，為熱邪傷陰。耳鳴兼見心悸頭暈者，多屬虛證；兼見胸悶、脅痛、口苦、大便乾結而嘔吐者，多為實證。

7. 婦兒特點

對於婦兒患者除進行上述問診外，還需詢問以下內容。

（1）對女性患者要問清楚是否已婚，月經（包括初潮年齡，週期，經血性狀和多少，有無痛經，白帶的氣味顏色等）及生育情況（如生育胎數，有無難產、流產等）。

月經提前：經血量多，色深紅而濃，口乾，唇紅，為血熱之象；經血紫黑中夾有血塊，多為熱盛。

月經延後：經血量少，淡紅而稀，面色薑黃，為血虛；如肢冷面白，為虛寒證。血紫暗成塊，腰腹疼痛拒按，或有腫塊，為氣滯血瘀。

經血有臭穢之氣為熱證，有腥臭之氣為寒證。

白帶清稀而腥為虛寒證，黃稠而臭為濕熱證。

產後惡露不盡，兼有腹痛拒按，為血瘀證。

（2）對小兒患者要問清其發育史和既往病史，如囟門閉合、走路、開口說話的遲早，是否作過各種預防接種，是否得過麻疹、水痘，以及餵養情況等。

二、望　診

望診是透過觀察神、色、形、態來瞭解一般狀況，由看舌的變化來進一步幫助判定疾病的性質。三歲以下的小兒還可由觀察指紋來輔助診斷。

（一）一般狀態

1. 精神、面容

精神萎靡，目光無神，晦暗無光，表示正氣已傷。面色蒼白、枯槁，面部表情呆滯，面唇色淡，多為血虛；面色黯黃，多為脾虛；久病面色黯黑，多為腎虛；兩顴潮紅，午後發熱，多為陰虛內熱。小兒顏面及唇周發青，多為肝風。在各種病色之中，明潤者病情較輕，晦暗者病情較重。

溫熱病或小兒急、慢驚風，眼球運動不靈活，時而固定，或上視、直視、斜視等，多屬肝風內動或痰熱壅閉所致，是小兒驚風症狀之一。小兒病中哭而無淚，鼻孔乾燥而無涕的，多為重證。鼻色蒼白，多為氣血虛弱。

2. 形態

體型消瘦，肢體倦怠，皮膚枯燥，為氣血虛弱。虛胖食少，為脾虛有痰；形瘦食少，為中氣虛弱；形瘦食

多，為中焦有火。

全身皮膚、鞏膜發黃、小便黃，為黃疸。黃色深，鮮如橘皮，發熱，為陽黃（多為急性）；黃色淡暗如煙熏，無熱或低熱，為陰黃（多為慢性）。

全身水腫：發病迅速，肢節酸重，或兼惡寒怕風，為水氣內停，風邪外襲；身重，精神特別睏倦，為濕重；腰痠肢冷，面色灰暗，為腎陽虛。下肢水腫，面色萎黃，食慾不振，腹脹，大便稀溏為脾陽虛。

皮膚出現斑疹（點狀為疹，片狀為斑），多為內熱，在溫熱病中是熱入血分的重要標誌。斑疹，色鮮明紅潤者，為病情較輕；晦暗者，為病情較重。

附：蛔蟲病的望診法

用望診法診斷蛔蟲病，古代早已有記載。近年有人對1000多例蛔蟲感染患兒作了觀察，證明這種診斷方法有一定意義。

蛔蟲病患兒常見下列體徵：

（1）舌面出現紅斑，邊緣整齊，圓形，常突出於舌面如乳頭狀，部位不定，數量不一。

（2）下唇黏膜出現顆粒，多為灰白色針頭大的小丘疹，幾個到幾十個不等。

（3）鞏膜出現藍斑，呈三角形、圓形或半月形，分佈於網狀毛細血管頂端，不凸出於表面。

（4）面部出現白斑，一般呈圓形，邊緣較整齊，中間淡白，不凸出於皮膚表面。

這四種陽性體徵，可以單獨或相兼出現，以舌上紅斑最為常見。體徵的多少，一般與腹內蛔蟲的多少成正比。根據觀察統計，望診的陽性率比一次糞便鏡檢（包括集卵法）的陽性率高。本法不需任何設備，簡便易行，值得推廣。

（二）舌　診

舌診是中醫診斷的重要組成部分。中醫對舌的觀察細緻，從舌診中可瞭解臟腑的虛實，氣血的盛衰，津液的盈虧，以及外邪的性質，因而在一定程度上有助於判斷疾病的性質、病情的輕重和預後。病之屬寒屬熱、陰虛陽虛，都能較明顯地從舌象（包括舌質、舌苔的變化）上反映出來。臨床實踐中發現在疾病過程中舌的變化迅速而明顯，能比較客觀地反映出疾病的性質、輕重及變化趨勢。

1. 舌質

舌質即指舌體。它與各個臟腑都有密切聯繫。這種聯繫還有部位上的特點：舌尖主要反映心、肺的病變，如舌尖紅為心火上炎；舌邊主要反映肝膽的病變，如舌邊有紫斑，多為肝鬱（在臨床上常見到某些肝病患者，舌邊常有青紫斑點，或舌下靜脈怒張）；舌中部主要反映脾胃病變；舌根部主要反映腎的病變。

臨床上觀察舌質，是從顏色、潤濕度、形態和動態四個方面來分析。

（1）**舌的顏色和潤濕度**：正常舌色是淡紅而潤澤的。舌色較正常顏色淡，為血虛、陽虛或寒證。色淡而無

苔，多是氣血兩虛，淡而潤滑為寒證。這種舌色也稱淡白舌，即紅少白多。營養障礙、貧血及某些內分泌疾病如黏液性水腫等均可見淡白舌。

舌色鮮紅而乾，為陰虛；鮮紅無苔，反映體內陰虛火旺。在溫病後期，肺結核、甲狀腺功能亢進及糖尿病等均可見到陰虛舌。舌色較紅或絳（絳即深紅）屬於實熱證，一般是紅深熱亦深。急性傳染病較嚴重時，或感染引起毒血症時，均可見到紅絳舌。

絳舌是溫熱病由氣分傳到營分的重要標誌，絳而生芒刺多為營分熱盛；絳而色鮮是熱傷心包絡。敗血症及急性感染嚴重時可見絳舌。舌絳而光亮無苔，是胃陰亡失、病情危重的證候表現。

舌色由絳轉為紫紅而乾，是溫熱病發展到血分的重要標誌。嚴重的感染發展到呼吸循環衰竭時可出現紫舌。舌色紫暗多為血瘀；淺紫而潤多為寒證。

藍舌提示為氣血兩虧之重證；藍而光亮無苔，提示疾病預後不良。在呼吸循環衰竭、嚴重缺氧時可出現藍舌。

（2）**舌的形態和動作**：觀察舌體的胖瘦、老嫩、乾潤裂紋和舌的活動情況。

舌體胖嫩而淡紅，舌邊有齒痕，多屬虛證、寒證。舌胖大可見於甲狀腺功能低下、肢端肥大症等。舌胖大而深紅多為心脾有熱。舌體瘦薄淡紅為氣血不足，瘦薄而絳為津液已傷。舌質堅斂蒼老，多屬實證、熱證。

舌上生芒刺，是熱鬱內結；芒刺越大越多，表示熱

結越甚。高熱、猩紅熱、重症肺炎等均可見舌生芒刺。

舌上有裂紋，多為陰虛或營養不良，但高熱、脫水也可見到舌裂。此外，個別的舌裂為先天性疾病。

舌體伸縮時震顫，舌色淡紅，為陽氣不足，此證可見於神經衰弱或病後體虛；震顫而舌色鮮紅，多為陰虛，可見於肝風內動、中風和甲狀腺功能亢進等證。

舌體伸出時偏向一側，常見於中風證。

舌體強硬不柔，運動不靈，因而語音不清，多為肝風內動所致，常為中風的預兆，或為中風證的後遺症。

舌體萎軟無力，可發生在多種情況下：新病舌乾紅而萎，多為熱盛傷陰；久病舌淡白而萎，為氣血俱虛；舌絳而萎為陰虧已極。

2. 舌苔

正常舌苔是由胃氣形成，其狀薄白，光澤而潤。病時舌苔上會發生種種變化。診斷上主要從顏色、津液、厚薄等方面來觀察舌苔，但要注意排除一些假象，因有些飲食物或藥物可使舌苔變色，如食用橄欖、烏梅可致舌面染苔成黑色。

（1）**白苔**：多屬寒證、虛證（也有屬熱、屬實的）。薄白而滑是外感風寒；白嫩而滑，刮之明淨的，是裡虛寒證。白滑而膩提示內有痰濕，白如積粉提示瘟疫病。熱病舌苔白中帶黃，提示病邪化熱、由表入裡，病情進展。

（2）**黃苔**：屬熱證，黃色越深熱越重。微黃薄苔為外感風熱，黃厚乾燥為胃熱傷津；黃而厚膩為脾胃濕熱或腸胃有積滯。色黃而淡潤，或兼厚，是為濁苔，多為濕滯

所致。

（3）**黑苔**：多屬裡證，一般表示病情較重，但有寒熱之分。舌苔黑而潤滑，舌質淡紅的，為寒證；舌苔黑而乾，舌質鮮紅的，為火熱傷陰。舌苔黑而燥，為火盛津枯。黑苔燥裂，芒刺高起，為腎水將盡，病情危重。

（4）**舌苔由厚而變無，舌面光滑如鏡，或舌苔部分剝落，為津液虧耗，陰虛水涸，提示病情嚴重。**但惡性貧血患者，或小兒胃腸有濕熱，或有寄生蟲等病所見的薄白或微黃之苔，也會有部分剝落。

一般說來，舌苔由白變黃，黃苔退後復生新的薄白苔，是順證；舌苔由白變灰，由灰而黑，是逆證。舌苔驟退或消失，是病情惡化的表現。

實際上舌診是觀察整個舌象，必須將舌質與舌苔結合起來觀察，因為舌質與舌苔的變化有著複雜的相互聯繫。

綜合舌質、舌苔變化與病證的關係，主要有：凡屬熱證，舌質必紅，苔必黃而乾；凡屬寒證，舌質必淡，苔必多津而滑；凡屬實證，舌體必堅斂；凡屬虛證，舌體必胖嫩；凡屬表證，苔多薄白不乾；熱邪由表入裡，舌苔由白變黃，由薄變厚，由潤變乾。

從舌質、舌苔的個別意義來說，一般觀察內臟的虛實，重點在於辨舌質；觀察病邪的深淺與胃氣的有無，重點在於看舌苔。氣病主要表現在舌苔的變化，血病主要表現在舌質的變化。

為了便於讀者掌握舌診，現將常見的舌質與舌苔的

變化結合起來進行辨證，列表如下。

表 2 ◆ 常見舌象辨證表

舌質	舌苔	辨證
淡白（即紅少白多）	白，很薄	氣血虛弱
淡白，胖嫩，有齒痕	薄白	陽虛
淡白，胖嫩	灰黑，潤滑光澤	陽衰臟寒，痰濕內停
淡白，胖嫩，有裂紋	無苔	氣虛陰虧
淡紅	白，薄，潤	外感風寒
淡紅	白，厚，膩	痰飲濕濁內停或飲食不化
淡紅	白，厚如積粉	瘟疫，或有內癰
淡紅	白中微黃	表邪將傳裡
淡紅	舌中、根部黃厚，邊薄白而潤	表邪入裡，胃腸積熱
鮮紅	白，極薄	陰虛火旺
紅，裂紋多而深	近乎無苔	水不濟火或真陰虧損
紅	黃，薄	氣分熱盛或胃腸素熱
紅	黃，膩	濕熱入氣分
紅	黃，厚，乾	邪熱深入，裡結已成
紅	黑，乾	火熱傷陰
絳	焦黃	熱已從氣分入營分
絳紫	深黃或白黃而乾，少苔或無苔	熱入血分
青紫	白，潤	內寒極重，氣滯血凝

附：舌診現代研究的一些資料

近年來，運用現代科學知識和方法研究中醫舌診的資料日益增多，從組織學、生物化學、微生物學以及臨床等各種不同的角度來觀察舌象的變化與疾病的內在聯繫，現將個人學習、總結的規律，概括以下幾點供參考。

1. 舌質變化的因素

（1）舌質的顏色變化與舌的血液循環狀況關係密切。貧血或組織水腫時，舌色變淡，充血或血管增生時舌色加深，瘀血證或缺氧而致還原血紅蛋白增加時舌色青紫。

（2）舌體胖嫩。主要是因血漿蛋白減少，舌組織水腫造成的。若因水腫或肌張力降低，舌體腫大或鬆弛，壓在齒緣上，則舌邊出現齒痕印。

（3）舌質乾燥，是由於唾液分泌減少或伴有唾液含水量降低所致。陰虛患者，常見交感神經緊張性增高，副交感神經緊張性降低，改變了唾液分泌的質和量，故見舌質乾燥。

（4）舌上裂紋是舌乳頭融合而造成的裂隙。有人認為它與舌黏膜萎縮有關。舌面光滑是因舌的黏膜上皮萎縮造成的。

2. 舌苔變化的因素

（1）正常舌苔是由舌的絲狀乳頭末端的角化樹及其空隙中的脫落角化上皮、細菌、食物碎屑、滲出細胞以及唾液構成的。

（2）舌苔變厚是因病後食減，舌的機械摩擦減少，或因發熱失水，唾液分泌減少，影響舌的自潔作用，引起絲狀乳頭延長所致。

（3）舌苔由白變黃，是由於絲狀乳頭增生、角化增劇，細胞浸潤、血管擴張及含菌量增多所致，與炎症感染、發熱及消化功能紊亂關係最大。苔色變黑是因絲狀乳頭增生更甚，出現黑棕色角化細胞以及黑色黴菌增殖所致。此時的病理改變多擴展到黏膜下層。高熱脫水、炎症感染、毒素刺激、胃腸功能紊亂、黴菌感染、長期應用廣譜抗菌藥物等，都與黑苔的發生有密切關係。

3. 舌象變化與疾病的關係

（1）舌象的變化能夠反映疾病的輕重和進退。舌質淡紅，舌苔薄白或薄黃，潤或稍膩，均提示病情較輕；舌質紅絳、紫藍，舌苔黃厚、灰黑、疏鬆乾燥，甚或光剝無苔，均提示病情較重。例如燒傷患者，創面越大，傷勢越重，舌質變紅越快越明顯。若併發敗血症，則舌質多紅絳乾枯。因此，對敗血症的早期診斷有很大幫助。又如傳染性肝炎，舌苔薄白者最多見，白膩或白厚膩者次之，疾病向癒則舌苔恢復或接近正常，病情反覆則舌苔長期不退。因此，舌苔對判斷疾病的預後很有參考價值。

（2）某些疾病的舌象變化有特殊意義。重症感染性疾病，惡性腫瘤，甲狀腺功能亢進，嚴重的肺、肝、腎等實質臟器的疾病常見陰虛舌。這些患者的舌質紅絳，舌體瘦小，舌乾有裂紋，有的舌苔光剝，舌邊尖有紅刺，後期全舌光滑如鏡。

　　輕症肝硬化患者的舌質多淡紅，苔薄白或薄黃；門靜脈循環受阻則舌色變紫，舌體脹大，舌下靜脈曲張；如舌質由淡紅轉絳，舌苔由薄白而轉光剝，常表示肝功能損害嚴重。觀察舌象的變化可以幫助臨床早期發現肝昏迷徵兆。

　　重症肝炎患者舌質多紅絳，乾枯少津，病情惡化時更明顯，舌苔多厚膩而燥，色黃或黑，有時也可以光剝無苔。

　　癌腫患者往往在晚期才出現紅而光亮無苔的舌象，有的還可以發生表淺的潰瘍。

（三）小兒指紋

　　指紋，是指食指掌面橈側的表淺小靜脈。幼兒皮膚嫩薄，靜脈易於暴露，故指紋比較明顯，以後隨著年齡增加，皮膚增厚，指紋逐漸模糊不清。

　　指紋在一定程度上能反映病變的性質和病情的輕重，而小兒脈部短小，診病時又每每啼哭，影響脈象的真實性，所以兒科臨床上，對三歲以下的小孩，常用望指紋以輔助切診。

　　望指紋主要是觀察表淺靜脈的顏色和充盈度。把食指分為三節，第一指節為風關，第二指節為氣關，第三指節為命關（圖2）。

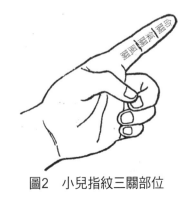

圖2　小兒指紋三關部位

　　望指紋的方法是讓小兒手指面向有光的一側，醫生用左手食、拇二指握小兒食指末端，以右手拇指在小兒食指上由指端向指掌關節部輕輕推動數次，使指紋更加顯現，然後察看。

　　正常指紋是色淡紫而鮮明，一般不超過風關。疾病時指紋的充盈度和色澤都會發生變化。

　　指紋特別浮現，多屬表證；指紋沉，提示病邪在裡。指紋色淡多是虛證、寒證：指紋色紫紅多為熱證；青色多為風寒或驚風，或為痛證，或為傷食，或為痰氣上逆；黑色多為血瘀。指紋瘀滯，推動時血液不流暢，常為痰濕、食滯或邪熱鬱結等實證。

　　從部位來說，指紋顯現在風關的，表示病情較輕淺；延伸至氣關的，病情較重；延伸至命關而透達指端的，臨床稱為「透關射甲」，病情多屬危重。

　　簡言之，辨別指紋的要點是：浮沉分表裡，紅紫辨寒熱，淡滯定虛實，三關測輕重。

附：指紋現代研究的一些資料

　　一般認為指紋充盈度的變化主要與靜脈壓有關。心力衰竭、肺炎等患兒，大多可見指紋向命關延伸，這是由於靜脈壓升高所致。靜脈壓愈高，指紋的充盈度就愈大，也就愈向指尖方向伸展。

　　指紋的色澤在某種程度上可反映體內缺氧的程度，缺氧愈甚，血中還原血紅蛋白量就愈高，指紋的青紫色也就愈明顯。因而肺炎及心力衰竭的患兒多出現青紫或紫色

指紋。貧血的患兒，則由於紅細胞及血紅蛋白含量減少，指紋顏色變淡。

三、聞　診

聞診包括聽聲音和聞氣味兩個方面。

1. 聽聲音

包括聽患者的說話、呼吸、咳嗽、呃逆等。語聲低微或斷續，少氣懶言，多屬虛證、寒證；聲高有力，或煩躁多言，多為實證、熱證。

聲音突然嘶啞，多為風寒或痰飲內停引起的實證；聲音漸漸嘶啞，多是肺痿津枯之虛證。

呼吸短促而弱，吸氣之後感到舒服，多為虛證；呼吸氣粗，呼氣之後感到舒服，多為實證、熱證。久病肺腎將絕，也見氣粗，但斷斷續續，這不是實證，而是虛證；熱入心包，神志昏沉時，也見氣息微弱，這不是虛證，而是實證。

咳聲無力為肺氣虛；咳聲重濁，痰白，多屬外感風寒；咳聲清亮，痰難咳出，多為肺熱；咳呈陣發性而有力，多為肺實。呃逆時聲強而有力，脈滑實的，多為實證；聲高而短促，燥渴，脈數，多為熱證；聲弱，脈無力，兼見虛證症狀的，為虛呃；重病、久病忽見呃逆，是危重的徵象。

2. 聞氣味

包括聞身體、口腔和各種排泄物的氣味。

身體的氣味：某些疾病患者有特殊的氣味。如身上有潰腐、瘡瘍，可聞及腐敗的臭氣；瘟疫或肝腎病危重時，常有特殊臭氣。

口臭：口氣臭穢多屬肺胃有熱；酸臭多為胃有宿食。痰腥臭者為肺熱；臭甚而呈膿樣的為肺癰。

大小便、經帶方面，已見問診，此處從略。

四、切 診

切診包括切脈和對四肢、軀幹部分的觸診。

（一）切 脈

中醫對脈象的辨認是非常細緻的，一般分28種脈象，作為臨床診斷的一個重要方面。

1. 切脈的方法

切脈通常是在患者的腕關節掌面橈動脈搏動處（稱寸口脈）進行。將這一段動脈分為三部，稱寸部、關部、尺部。相當於橈骨莖突水平為關部，關下為寸，關上為尺（圖3）。切脈前要求患者體位舒適，精神安靜，如患者剛經歷過較大的活動，應休息片刻再進行切脈。診脈時患者手臂平伸，掌心向上平放。醫生先以中指端放在橈動脈搏

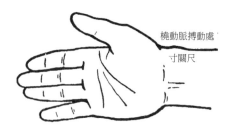

圖3　診脈的寸、關、尺部分

動處即關部，然後將食指放在寸部，無名指放在尺部，一般三指靠攏，若患者身材特別高，則三指可適當分開。

小兒寸口脈短，只能以一指診三部。診8歲以下小兒，可以將拇指放於關部。左右滾動以診寸、尺部；診8歲以上小兒，可適當移動拇指以診二部。切診時需要用不同指力仔細候測，輕手觸知稱為浮取（或稱舉），稍用力為中取，重按為沉取（或稱按）。有時還需移動手指尋找才能獲得較明顯的感覺（稱為尋）。

寸、關、尺三部可分別診察不同臟腑的病症，且左右不同，左側寸部候（即診察）心，關部候肝，尺部候腎；右側寸部候肺，關部候脾，尺部候腎（命門）。

2.脈象的特點和主病

下面主要介紹臨床上較常見的脈象。對脈象的特點可從脈位的高低，脈搏的頻率、節律、強弱、大小、態勢等方面來認識。

正常的脈象是一次呼吸（一息）平均脈跳4~5次（相當於72~80次/分），不浮不沉，不大不小，均勻和緩，稱為緩脈。但若氣血為濕邪所困，也可見到緩脈；也有認為緩脈兼浮、兼沉、兼大、兼小為病脈。

（1）浮脈與沉脈

脈象特點：浮與沉是脈位高低相反的兩種脈象。浮脈，脈位高，輕輕觸按即有明顯感覺，用力稍重反覺脈搏減弱。沉脈，脈位低，輕輕觸按不能察覺，稍稍用力也不明顯，需要重按才能摸清（圖4，圖5）。

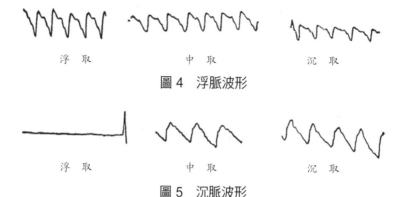

圖 4　浮脈波形

圖 5　沉脈波形

浮脈主病：表證。浮而有力為表實，浮而無力為表虛。如外感病惡寒發熱，無汗，脈浮緊，是表寒實證；外感病發熱，汗出惡風，脈浮弱，為表寒虛證。但體質虛弱者，外感病時脈常不浮。急性傳染病初期多見浮脈。

沉脈主病：裡證。沉而有力為裡實，沉而無力為裡虛。如咳嗽無力，痰稀白，氣短，面色白，食少倦怠，脈沉弱，為肺氣虛，屬裡虛證。

（2）遲脈與數脈

脈象特點：遲與數是脈搏快慢相反的兩種脈象。遲脈一息三至（相當於每分鐘60次以下）；數脈一息五至以上（相當於每分鐘90次以上）（圖6，圖7）。

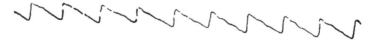

圖 6　遲脈波形

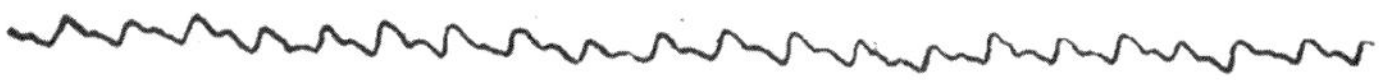

圖 7　數脈波形

遲脈主病：寒證。浮而遲是表寒；沉而遲是裡寒；遲而有力為冷積實證，無力為虛寒證。如腰痠腿軟，黎明前腹痛洩瀉，舌淡潤，脈沉遲無力，為腎陽虛，屬裡虛證。

數脈主病：熱證。數而有力為陽盛；數而細弱為陰虛內熱。如面赤、咽乾、心中煩熱，脈數有力，此為心火旺，屬陽盛之證。

口爛顏腫，食不消化，脈細數，為胃陰虛之虛火上炎，屬虛熱。

（3）虛脈與實脈

脈象特點：虛與實是脈的搏動力量強弱相反的兩種脈象。虛脈是浮、中、沉取均無力，按之虛軟；實脈是浮、中、沉取均有。

虛脈主病：氣血俱虛。浮虛多為傷暑之證。

實脈主病：實證。高熱，狂躁不安，大便秘結等都可出現實脈。脈實而滑是頑痰凝結之象，脈實而弦為肝氣鬱結之證。

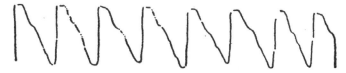

圖 8　實脈波形

（4）滑脈與澀脈

脈象特點：滑與澀是脈的勢態相反的兩種脈象。滑脈，脈的來去很流利，指下有圓滑之感；澀脈，脈的來去澀滯，欲來而未即來，欲去而未即去。澀脈在心電圖上有束支傳導阻滯現象，在脈搏圖上也有大小不勻的特點（圖9，圖10）。

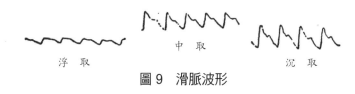

中 取

浮 取

沉 取

圖9　滑脈波形

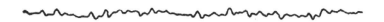

圖10　澀脈波形

滑脈主病：痰濕、宿食。如咳聲重濁，痰多而白，易咯出，胸悶食少。舌苔白膩，脈滑，為痰濕咳嗽。孕婦也常見滑脈。

澀脈主病：血少、氣滯、血瘀等。如貧血、中風偏癱、冠狀動脈性心臟病等。

（5）洪脈與細脈

脈象特點：洪與細是脈形大小和脈勢均相反的兩種脈象。洪脈形大且來勢盛，有如洪水之洶湧，浮取即明顯；細脈則細小如線狀，來勢不盛，重按時指下明顯（圖11，圖12）。

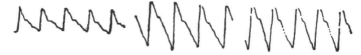

浮 取　　　　中 取　　　　沉 取

圖 11　洪脈波形

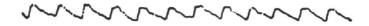

圖 12　細脈波形

　　洪脈主病：熱盛。如溫熱病氣分熱盛，出現高熱、煩渴、大汗、脈洪大等症。熱盛傷陰，陰虛於內而陽浮於外時，也可見到洪脈。感染性疾病極期常有洪脈。

　　細脈主病：多為虛證。諸虛勞損，均可見到細脈。但在濕氣下注，濕邪阻遏脈道時也可出現，這不是虛證而是實證。如面色蒼白，唇舌淡白，頭暈目眩，心悸倦怠，脈細，是血虛。大便膿樣，神倦食少，腹脹，四肢不溫，脈多弦細而緩，是寒濕痢疾，屬實證。

　　（6）**弦脈與緊脈**

　　脈象特點：弦脈與緊脈的共同點是寸關尺三部的脈波連成一氣，故三指下的感覺呈緊張的條索狀。所不同的是，弦脈如按在琴絃上；緊脈如按在拉緊的繩索上，脈勢緊急，應指有力，弦脈無這種繃急之勢；在脈形上緊脈比弦脈大（圖13，圖14）。

圖 13　弦脈波形

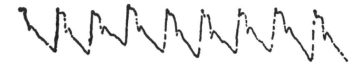

圖 14　緊脈波形

弦脈主病：痛證、風證、瘧疾、痰飲。陰虛陽亢多見弦脈，如高血壓病之肝陽上亢證，脈多弦而有力；肝陰不足證則脈多弦細。肝胃不和證（證見胃痛連脅，噯氣，易怒），脈多弦。肝病、十二指腸潰瘍、膽囊炎、月經不調、宮頸癌、腎臟疾患等均常見弦脈。

緊脈主病：寒證、痛證。外感風寒時脈浮緊，裡寒證多見脈沉緊。如痺證中的寒痺，肢體關節疼痛劇烈，痛處固定不移，得熱痛減，脈多弦緊。動脈硬化時也可見緊脈。

上述十二種脈象是臨床上常見的脈象，下面再介紹幾種在臨床上有時見到的脈象，其他少見的從略。促、結、代脈：這三種脈象都表現為脈的節律不整，有間歇。

促脈：脈數而有不規則的間歇。主實熱，氣滯血瘀。

結脈：脈緩而有不規則的間歇。主陰盛氣結，寒痰瘀血。

代脈：脈的快慢正常，但見有規律的間歇，歇止後復來時稍遲。主臟氣衰微、驚恐、跌撲損傷。此外，大吐大瀉及分娩後也可見到此脈。

促、結、代脈可見於各種心臟病，如風濕性心臟病、冠狀動脈性心臟病等。

濡脈：浮小而軟，如綿在水，輕按即得，重按即沒。主濕證、主虛，如水腫、氣血虛弱等可見之。

弱脈：沉小而軟。主氣血不足之證。

微脈：極細極軟，似有似無，起落模糊。主極虛之證。久病見此脈多為危重證候。

大脈：脈形較正常大，但無洪脈的洶湧之勢。主邪盛。大而無力為虛證。

芤脈：浮大而中空，有邊無中，如按蔥管。主大失血。再生障礙性貧血患者也常見此脈。

臨床上脈象以兼脈為多，單一脈象者較少。總的情況有以下三種：

① 1種脈象單獨出現。

② 2~3種脈象相兼。常見的兼脈如浮數、浮緩、浮緊、沉遲、沉細、弦細、細數、滑數、弦細數等。兼脈的主病常相當於各脈主病的綜合，如脈沉主裡，脈遲主寒，脈沉遲即為裡寒。

③ 病脈單獨出現在某一部，如頭痛，可見寸部獨浮，餘部均正常。

在脈與病的關係上，亦有一脈主數病或一病見數脈的不同情況。如弦脈主痛、主風、主瘧疾；又如寒證可見遲或緊等脈象。

具體診脈時，還要注意以下幾點。

1. 常中有變

正常脈象（緩脈）是一息四或五至，不浮不沉，均勻和緩。但這是相對的，由於機體內、外環境的影響，可

以出現一些生理變動。如飯後脈多有力，劇烈運動後脈常洪數，飲酒後脈多數，劇烈運動之後脈急疾。勞動者脈多大而有力，運動員脈多遲。胖人脈常沉細，瘦人脈常浮大。婦女脈較細弱，而月經來潮常見左手關脈、尺脈變洪。小兒脈較成人軟而稍數，7歲以內一息六至為正常。老人脈感常較硬。由於解剖位置上的變異，橈動脈走行在腕部橈、背側的，叫「反關脈」。當診脈發現脈搏異常沉細或不能觸及時要考慮是否為反關脈。

病脈與平脈區別的關鍵是「胃、神、根」三方面。脈不浮不沉，均勻和緩，為有胃氣；脈來柔和且有力，為有神；沉取脈仍明顯，為有根。凡脈有胃、有神、有根就是健康之脈。疾病嚴重時也常以胃、神、根三者來推斷疾病預後的好壞。

2. 執簡馭繁

二十八種脈象是中醫在反覆實踐中總結出來的經驗。為了便於學習，可從兩個方面加以概括，以達到執簡馭繁的目的。

（1）大體上可以這樣認識，脈象是由脈的位置、速率、強度、形態、節律等條件決定的。一般從脈搏位置的深淺可以分浮、沉，從脈搏的速率可以分遲、數，從脈搏的強度可以分虛、實，從脈搏的形態分弦、滑、洪、細、澀，從脈搏的節律分促、結、代等。

（2）按照八綱來研究脈的主病。大體浮脈主表證，沉脈主裡證；數脈主熱證，遲脈主寒證；有力的脈主實證，無力的脈主虛證。透過分辨這六種脈象，大致可以瞭

解正邪雙方的情況。

　　3. 脈證合參

　　脈證相應，這是一般規律。但在少數場合也會出現脈證不一致的現象，這就需要在對疾病辨證分析的基礎上，去偽存真，抓住本質的東西來判斷。如闌尾炎患者，症狀體徵已基本消失，但脈仍數，常為炎症未全消退的指征，此時應捨證從脈，切不可停止治療，以防舊疾復發；又如在嚴重的瀉下、失血時反見洪脈，此時應捨脈從證，及早採取措施，以防驟變。

　　有時證未見而脈先變，此時脈象可作為早期診斷的依據，如外感病早期的浮脈，往往出現在其他症狀之前。

附：脈象現代研究的一些資料

　　有人用脈搏描記器初步描出了25種不同的脈象。描記所得的脈象與切脈所得的脈象基本一致（描記所得曲線圖見前）。如浮脈是在不施加外力的情況下即可描得明顯的曲線，施加外力時（相當於切脈時重按）脈波反而減低；沉脈則相反，不加外力時可描出波形，要加相當外力時才能描出曲線。

　　洪脈曲線的特點是波幅特別高，主波陡直上升，很快下降，這相當於洪脈的來盛去衰。弦脈的波形特點是主波上升之後，延續一個短時間才開始下降，故主波頂點是平坦的，相當於切脈時指下如按拉開的琴絃。其他如遲脈、數脈、滑脈、澀脈、緊脈、細脈、大脈等均可在描記上反映出各自不同的特點。

關於各種脈象產生的原理，在這裡可作簡單的闡述。浮脈的心搏出量是增加的，但其血管彈性阻力反而降低；沉脈，在心電圖上可見電壓降低。

遲脈，在心電圖上可見竇性心動過緩；數脈在心電圖上可見竇性心動過速。虛弱無力的脈多數心搏出量減少，血管阻力降低，患者血壓較低。

弱脈的心電圖電壓降低。細而有力的脈多數是血管阻力增高，但心搏出量減少。

弦脈大多數是心搏出量與血管阻力均增加，但血壓升高的只占半數，可見弦脈形成的因素比較複雜。

促、結、代脈主要是心臟本身的病變所形成的。不同患者，同為結脈，在心電圖上可出現四種變化，即房性期前收縮、心房纖顫、室性期前收縮和完全性房室傳導阻滯。代脈或有心房纖顫，或有室性期前收縮，或有右房室束支傳導阻滯等。促脈還兼有心動過速。

（二）觸　診

1. 胸腹、四肢觸診

觸按胸腹以瞭解軟硬、有無壓痛、包塊；觸按四肢關節以診察有無骨折、脫臼；觸按皮膚以知溫涼；循經脈切按以瞭解有無病理反應物等。

2. 腹部觸診

腹痛，按之痛減為虛證，按之痛增為實證。痛處濡軟為虛證，痛處緊硬為實證。

3. 皮膚觸診

主要瞭解溫度變化。手背熱為外感發熱，手足心熱為陰虛內熱。四肢冷為陽虛證。小兒高熱而指端冷，可能發生抽搐。洩瀉時脈細弱而肢冷者，洩瀉較難止；手足溫暖者，洩瀉易止。

4. 經絡觸診

是在經絡腧穴上進行觸診，尋找病理反應物，作為診斷治療依據的一種方法。一般在摸到結節或條索狀物後，可在其上按摩、針刺或穴位注射進行治療。

小　結

要準確瞭解疾病的本質，做出正確的診斷，必須從客觀實際情況出發，運用四診方法並有機地將其結合起來，全面進行分析診斷。

脈診是中醫診斷的特殊方法，問診時要耐心傾聽患者的主訴，不要先入為主，主觀臆斷。檢查務必仔細，不要粗枝大葉。蒐集材料要全面，不要支離破碎。反映客觀要準確，不要摻雜錯覺。只有這樣，才能在錯綜複雜的症狀中找出規律性的東西，為辨證論治提供有臨床意義的資料。

第七章　八綱辨證

　　我們要想深刻地、正確地認識疾病的本質，為治療
提供依據，需要仔細地對患者進行四診，並對四診收集起
來的病史、症狀、體徵等資料加以綜合分析，才能做出正
確的診斷。這個過程稱之為辨證。

　　辨證的要求是：

　　既要注意疾病的共性，又要注意疾病的個性；既要
注意病變局部的改變，又要注意患者全身的變化；既要注
意病邪的消長，又要注意機體抵抗力的盛衰。

　　中醫症和證是兩個不同的概念。症指的是症狀，如
頭痛、發熱等；證是指疾病發展過程中某一個階段病理屬
性的綜合概括，實際就是中醫的診斷。如「大腸濕熱」一
證，它既說明了病變部位在大腸，致病的外邪是濕熱；同
時又提示了治療應採取清熱利濕的原則。再如「脾胃虛
寒」一證，它既說明了病變部位在脾胃，致病的病因是寒
邪，人體的正氣是虛弱的；同時又提示了治療應採取溫脾
健胃的原則。這樣看來，證的概念通常是涉及病因、病變
部位、機體反應等多方面的。

　　怎樣才能準確地辨證呢？中醫經由長期的臨床實
踐，逐步形成了一套辨證方法，主要包括八綱辨證、臟腑

辨證、衛氣營血辨證等。

其中八綱辨證是總綱，透過它來概括病變的部位、性質、機體與病邪鬥爭的情況。如果要進一步弄清疾病的特性，還應在八綱辨證的基礎上，由臟腑辨證或衛氣營血辨證來確定病邪屬性，病位在哪一臟腑，以及病邪對機體損害的程度。因此，這幾種辨證方法往往需要相互補充，診斷才能臻於完善。

「有比較才能鑑別」：

進行辨證，不但要掌握每個證的臨床表現，還應注意證與證之間的鑑別，這樣才能做出準確的診斷。八綱包括表裡、寒熱、虛實、陰陽。

八綱辨證就是從這四對矛盾的八個方面去概括所有疾病的不同特點的，以表裡辨別病變的部位，以寒熱、虛實辨別病變的性質，再用陰陽加以概括。

表與裡、寒與熱、虛與實、陰與陽，都是性質相反的兩個方面；分別把這兩者作為一組來對比、鑑別，有利於認識疾病的不同性質和特點。

臨床運用八綱辨證的一般順序是：

首先辨別表裡，找出病變部位；然後辨別寒、熱、虛、實，分清病變性質；最後再分陰陽加以總的概括。表裡、寒熱、虛實這三者雖各從不同角度去說明病證，但它們又是相互聯繫、相互補充的，在辨證時不要將它們孤立起來。

八綱辨證是各種辨證的基礎，是應當首先掌握的辨證方法。下面將八綱分成四組，對比地加以介紹。

（一）表與裡

表、裡是指病變部位的深淺和病情的輕重。一般病在肌表屬表，病情輕而病位淺；病在臟腑屬裡，病情重而病位深。

（1）**表證**：多見於外感病的早期，臨床的主要表現是發熱惡寒（或惡風），頭痛、四肢痠痛、鼻塞輕咳、舌苔薄白、脈浮等，其中發熱、惡寒、脈浮是表證特徵。

表證有表寒、表熱、表虛、表實之分。在前述表證的症狀中，惡寒重，發熱輕、脈浮緊的叫表寒證，治療用辛溫解表；惡寒輕，發熱重、脈浮數的叫表熱證，治療用辛涼解表。表證無汗叫表實，可用較強的發表藥；表證多汗叫表虛，不能過多用發表藥：年老、體弱患者若有表證，應在解表的同時，注意扶正。

（2）**裡證**：多見於各種外感病的中期或極期，此時表證已解，病邪傳裡，累及臟腑；另一方面，各種內傷病都是裡證。裡證的臨床表現多種多樣，不僅有寒、熱、虛、實之分，而且因不同臟腑而異，其具體表現將在「臟腑辨證」和「溫熱病辨證」中詳述。

裡證一般不惡風、不畏寒，脈象一般為沉脈，舌質多有改變，舌苔多黃或黑。如肺炎初起，有惡寒發熱、頭痛身痛、脈浮數等症狀，屬於表證。若病情發展，患者出現高熱面紅、不惡寒、口渴、胸痛、劇烈咳嗽、咳吐鐵鏽色痰、煩躁、舌紅苔黃、脈洪數等肺熱症狀。

裡證不僅有裡寒、裡熱、裡虛、裡實之分，而且當

病變複雜時，還要區分是虛寒還是實寒，是虛熱還是實熱。這些將在後面的各綱中分別敘述。

此外，病不在表，又不在裡，介乎表裡之間的，稱之為半表半裡證。其主要症狀是寒熱往來，治療一般選用和解法。

（3）**表裡同病**：表證與裡證疾病同時出現。如急性菌痢初期，既有腹痛、大便膿血、口渴、舌苔黃白等裡證症狀，又有惡寒發熱、四肢痠痛、脈浮數等表證症狀，稱之為「表裡同病」。表裡同病常見於兩種情況，一是表證未解、邪已傳裡的外感病；二是原有內傷病並未痊癒又新得外感病。前者治宜表裡雙解，後者則應先治新感。

表證和裡證的鑑別要點：

一般熱性病主要應辨清發熱是否伴有惡寒，舌質是淡是紅，舌苔是白是黃，脈象是浮是沉。發熱惡寒，舌淡苔白，脈浮者，屬表證；發熱不惡寒，舌紅苔黃，脈沉（或數），屬裡證。

（二）寒與熱

寒、熱是指疾病的性質。「陽勝則熱，陰勝則寒」，寒、熱實質上是陰陽偏盛偏衰的一種具體表現。因此辨別疾病的寒、熱，可以為臨證用藥提供依據。

（1）**寒證**：有表寒與裡寒之別，這裡介紹的主要是裡寒證。其主要表現為怕冷，手足冰涼，口淡不渴，喜熱飲，小便清長，大便稀溏，面色青白（蒼白），舌質淡白，舌苔白潤或黑潤，脈象沉遲。如有些慢性消耗性疾病

患者，常常出現這一類症狀。治療上選用祛寒法。

（2）**熱證**：有表熱與裡熱之別，這裡介紹的主要是裡熱證。其主要表現為發熱，惡熱，煩躁，口渴，喜冷飲，小便短赤，大便秘結，面色紅，舌質紅，舌苔乾黃或乾黑，脈數。各種熱性病，常有此類症狀出現，治療上選用清熱法。

（3）**寒熱交錯**：指寒證與熱證同時出現，例如惡寒發熱，無汗，頭痛身痛，氣喘煩躁，口渴，舌紅苔黃白，脈浮緊，稱之為「表寒裡熱」。

此外，還有表熱裡寒、上熱下寒、下熱上寒等證。例如發熱，頭痛，咳嗽痰黃，咽乾而腹脹，便溏，為「表熱裡寒」（見於腸胃虛寒而外感風熱的患者），頭痛，目赤或牙痛，口瘡而小腹冷痛，為「上熱下寒」（見於下焦虛寒而心胃有熱的患者）；胃脘痛，噯腐吞酸，口淡，食慾不振而小便頻數澀痛，為「上寒下熱」（見於胃寒而下焦有濕熱的患者）。

（4）**寒熱真假**：臨床上經常可以遇到一些本質是熱證而表現為寒象，或本質是寒證而表現為熱象的情況，稱之為「真熱假寒」或「真寒假熱」。如果不能抓住本質，就會很容易被假象所迷惑，而致臨床出現誤診、誤治。

例如麻疹患兒，在皮疹將出未出或疹出不暢時，表情十分睏倦，懶說懶動，手足發涼，面色發青，脈沉細而數。粗看好似寒證。可是患兒目鼻氣熱，胸腹灼熱，口臭，口渴多飲、喜冷，舌質紅，舌苔黃而乾，脈沉細數而有力，可見本質仍是熱證。中醫認為邪熱內鬱越深，肢體

末端越涼，即所謂「熱深厥亦深」。這樣的病證，就是真熱假寒，在熱性病中周圍循環不佳時，常可見到。治療上仍要用寒涼藥來清熱解毒。

又如慢性消耗性疾病患者自覺身熱，伴有兩顴潮紅，煩躁，舌苔黑，脈浮大等症，表面看來有熱象。但患者喜熱食，多穿衣服，蜷縮而臥，舌質淡白，舌苔黑而潤，脈雖浮大但無力，可見本質仍是寒證，故稱「真寒假熱」。治療上要用溫熱藥以溫陽祛寒。

寒證與熱證的鑑別要點：

主要分清口渴與否、對冷熱的喜惡，以及大小便、面色、舌象、脈象等的變化情況等。口淡不渴、喜熱飲、小便清長、大便稀溏、面色青白、舌淡苔白潤、脈遲者，屬寒；口渴喜冷飲、小便短赤、大便乾結、面色紅、舌紅苔黃而乾、脈數者，屬熱。

另外，不要將體溫升高與熱證等同起來。熱證是指有熱象的一組症狀和體徵，體溫升高只是其中的一項。有時體溫升高的不一定都是熱證，熱證患者又不一定都見有體溫升高。例如表寒證，患者的體溫雖高，但因有惡寒多、口不渴、舌苔白潤等寒象，故仍診斷為寒證；又如裡熱證，患者雖然體溫不高，但有口渴、便秘、面紅、舌紅苔黃而乾、脈數等熱象，仍診斷為熱證。

在寒熱並見或寒熱真假難辨時，多屬病情複雜，診斷上除應注意症、脈、舌外，還要參考患者的既往病史、體質的偏熱偏寒、發病與治療的經過，以便透過現象，抓住本質，弄清寒熱的主次與真假，進行正確的治療。

（三）虛與實

虛、實是指正、邪的盛衰情況。一般來說，虛是指人體的正氣不足，抵抗力下降；實是指致病的邪氣盛和邪正相爭劇烈的狀態。

（1）**虛證**：多發生於重病、久病之後，身體虛弱，正氣不足。主要表現為面色蒼白，精神萎靡，疲倦乏力，心悸氣短，自汗，盜汗，舌嫩無苔，脈細弱無力等。治療上用補法。虛證有陰虛（虛熱）、陽虛（虛寒）氣虛、血虛、五臟虛之別。

（2）**實證**：一般實證多屬新起，病勢較凶。這是由於一方面邪氣盛（如外感邪盛、痰飲水濕停留、氣滯血瘀、食積、蟲積），另一方面由於機體正氣足，抵抗力強，邪正雙方鬥爭劇烈的結果。

實證：病程一般較短，機體反應較強，精神亢奮，聲高氣粗，或高熱面赤，或無熱面青，或痰涎壅盛，或劇痛拒按，舌苔較厚，脈洪有力。

實證也要分寒熱。如肺膿腫，發熱口渴，喘咳胸痛，膿痰壅盛，舌紅苔黃厚，脈滑數有力，是裡熱實證。治療用清熱瀉肺的方藥。又如腸痙攣，患者有發作性的腹部劇痛，輾轉呻吟，聲高氣粗，面青肢冷，舌苔白厚，脈沉緊有力，這是屬裡寒實證。治療多用溫中散寒的方藥。

（3）**虛實夾雜**：臨床上常有虛中夾實、實中有虛，虛證與實證同時存在的情況。例如肝硬化腹水患者，全身消瘦，貧血，疲倦乏力，飲食減少，本屬虛證；但又同時

存在大量腹水，並有痞塊、胸腹疼痛等實證的症狀。因此，它是一個虛實夾雜證。治療上可採用攻補兼施，或先補後攻或先攻後補等方法。

（4）**虛實真假**：疾病的本質是虛證而臨床表現似實證的稱之為假實。上述舉例的肝硬化腹水患者假實的一般表現是：雖有腹脹，但不似實證那樣脹而不減，而是時脹時減；雖有腹痛，但不似實證那樣拒按，而是按之痛減；雖有熱象，但是舌嫩、脈虛。疾病的本質是實證而臨床表現卻似虛證的為假虛。假虛的一般表現可為：雖默默不語，但說話時多聲高氣粗；雖不欲食但又能如常人般進食；雖洩瀉，但瀉後反覺痛快；雖有胸腹脹滿，但按之有痛或固定不移等。

虛證與實證的鑑別要點：

主要看病程的長短、聲音氣息的強弱、痛處的拒按與喜按、舌質的粗老與胖嫩、脈象有力或無力等幾個方面。一般病程短、聲高氣粗、痛處拒按、舌質粗老、脈有力的，屬實證；病程長、聲低氣短、痛處喜按、舌質胖嫩、脈無力的，屬虛證。

（四）陰與陽

表與裡、寒與熱、虛與實，一般可以用陰陽兩綱概括，即表、熱、實屬於陽證，裡、虛、寒屬於陰證。因此，陰陽是八綱的總綱，一切病證都可以歸納為陰證和陽證兩大類。

（1）**陰證**：一般表現精神萎靡，面色晦暗，身寒肢

冷，臥喜蜷縮，短氣懶言，語聲低微，喜靜，不渴或喜熱飲，腹痛喜按，大便稀溏，小便清長，舌質淡嫩，舌苔潤滑，脈象多沉遲細弱。

（2）**陽證**：一般表現精神亢奮，面色發紅，身熱肢溫，喜臥伸展，氣粗多言，語聲洪亮，喜動，口渴或喜冷飲，腹痛拒按，大便乾結，小便短赤，舌質紅絳堅老，舌苔黃燥，脈象多洪數有力。

（3）**陰虛**：指陰分不足。「陰虛生內熱」，常說的虛熱即指此，主要表現為手足心熱、午後潮熱、消瘦、盜汗、口燥咽乾、尿短赤、大便乾少、舌質紅、少苔或無苔、脈細數無力等虛熱證候，可見於肺結核等慢性消耗性疾病。

（4）**陽虛**：指陽氣不足。陽虛則生內寒，一般說的虛寒即指此，主要表現為疲倦乏力、少氣懶言、畏寒肢冷、自汗、面色青白、小便清長、大便稀溏、舌質淡嫩苔白、脈遲弱或大而無力等虛寒證候。多見於機體功能衰退、基礎代謝降低的各種疾病及年老體弱的人。

此外，還有亡陰、亡陽兩證，均是指在高熱大汗、劇烈吐瀉、失血過多等陰液或陽氣迅速大量亡失的情況下出現的危重證候。這時應及時做出正確診斷，積極進行救治，除了原發疾病的各種危重證候外，還應注意它們各自的不同特點。

（5）**亡陰**：主要表現為汗熱、味鹹不黏，四肢尚溫，氣息較粗，口渴喜飲，面色潮紅，舌紅乾，脈虛、大、數而無力。

（6）**亡陽**：主要表現為汗冷、味淡而黏，淋漓不

止，四肢厥冷，氣息微弱，口不渴，面色灰白，舌淡白潤，脈微若絕。

根據臨床觀察，大汗、大吐、大下，既可出現亡陰證，也可出現亡陽證，熱病傷陰或大出血亦可導致亡陰；寒邪傷陽，亦可導致亡陽。由於陰陽互根，亡陰可以引起亡陽，亡陽也可引起亡陰，但各有主次輕重之別，一般來說，亡陰引起亡陽比較多見。治療上，亡陰者急用救陰生津法，亡陽者急用回陽救逆法。

八綱辨證舉例

病例一 黃某，男，25歲。主訴頭痛發熱1天，發熱較重，伴有輕微惡寒，鼻塞微咳，肢體痠痛，口乾，舌苔薄白，脈浮數。診斷為感冒，服銀翹片2天後癒。半年後某日，又高熱頭痛，起病後惡寒十分顯著，口淡不渴，四肢痠痛，無汗，鼻塞流清涕，脈浮緊，以為感冒，自服銀翹片，服藥2天病情不見好轉。

【分析】第1次患病，患者頭痛發熱而惡寒，脈浮，當屬表證；惡寒輕發熱重，而且口乾脈數，是熱象。綜合起來，當屬表熱證，治療選辛涼解表之劑銀翹片。所以服藥後，不久即癒。

第2次發病，突然高熱而惡寒，脈浮，亦屬表證，但惡寒重，口淡，鼻流清涕，脈緊，是寒象；表證無汗應是表實。綜合起來，應屬表寒實證，是陽中有陰。治療應該用辛溫解表的藥方，但此時誤用了辛涼解表的銀翹片，所以無效。

病例二 張某，男，30歲。平日胃腸功能紊亂。某晚腹部受涼，至夜半腹部劇痛，輾轉呻吟，聲高氣粗，面色青白，手足冷，腹中雷鳴，泄瀉稀水，但腹都無明顯痞塊，舌苔白厚，脈沉緊有力。

【分析】患者無表證而有腹部劇痛等臟腑症狀，舌象有變化，脈沉，應屬裡證；面色青白手足冷，舌苔白，脈沉而緊，應屬寒證；腹劇痛呻吟，聲高氣粗，舌苔厚，脈象有力，應屬實證。綜合起來，屬裡寒實證，是陰中有陽，治療上應選用溫中散寒之劑。

病例三 謝某，男，21歲。患者素健，日前因自己擠壓頭部癤腫而致畏寒高熱，全身疼痛，經入院檢查，白細胞數為2.8×10^9/L，中性粒細胞比值為90％，淋巴細胞比值為10％，血培養有金黃色葡萄球菌生長，凝固酶反應陽性。診斷為敗血症，入院後第3天下午患者大汗淋漓，體溫急遽下降至$35.6℃$，面色蒼白，四肢冰冷，時測血壓$88/54mmHg$，舌淡潤，脈微細而弱。西醫診斷為休克。

【分析】患者因頭部疔瘡，火毒熾盛，擠壓而致邪毒走散，侵入營血，內攻臟腑，中醫稱之為「疔瘡走黃」。復因正不勝邪，大汗淋漓，陽氣大衰而出現亡陽之證。治療應中西醫結合，中醫急用回陽救逆的方藥治療，然後再予托裡排膿、涼血解毒的方藥。西藥予以補液抗休克治療。

小　結

　　八綱辨證是從疾病的八個不同的方面進行鑑別診斷的一種方法。雖然它還需要與臟腑辨證結合才能完整地反映患者的病情，但它卻是各種辨證的基礎，在辨證治療中起到了執簡馭繁、提綱挈領的作用。

　　八綱辨證中的每一證都是可變的，它們依一定條件而轉化。一般表證傳裡，為病勢加重；裡證出表為病勢向癒；熱證變寒證、實證變虛證，為正氣已衰；寒證變熱證、虛證變實證，為陽氣逐漸恢復。

　　臨床常見的證，很少是單純的，多是表裡、寒熱、虛實夾雜在一起，而且有時還會出現錯雜和假象，這就要求我們在辨證過程中全面分析，集中力量找出主要矛盾。只有這樣才能得出正確的結論，否則，就不可能有中肯的分析。

　　關於八綱的病理生理基礎，需要進一步研究。一般認為表證多見於感染性疾病的初期，是機體對致病因子的一種防禦性反應；裡證多見於感染性疾病的中期與極期，亦見於器質性或功能性損害的非感染性疾病，是致病因子對內臟組織器官侵襲的反應，常以中樞神經系統及有關器官的功能和能量代謝的嚴重障礙為主要特徵。如果在病程中，表證尚未消失時就出現了臟腑損害的症狀，就稱之為表裡

同病。

熱證，多認為與人體生理功能旺盛、能量代謝增高、對致病因子反應性亢進有關，因此表現為產熱過剩、體溫升高、呼吸增快、心臟每搏輸出量增加、皮膚血管舒張、血流加快、大腦皮質興奮性增高以及因高熱出汗而呈體液喪失等證候。

寒證，多認為與人體生理功能減退、能量代謝降低、對致病因子反應性低下有關，因此表現為產熱不足、體溫較低、呼吸心率減慢、心臟每搏輸出量減少、體表血管收縮、大腦皮質興奮性降低等證候。

虛證，一般指的是機體抵抗力下降，生理功能減退或衰竭而出現的病理狀態，如胃腸功能障礙、內臟下垂、甲狀腺功能減退等。

實證，一般指的是機體反應性強、組織器官功能亢進的病理狀態，如各種感染、腫瘤、胸腹腔積液、血腫、膿腫，以及其他各種有形的病理改變等。此外，今後還有一些臨床中遇到的問題，都值得我們進一步留心、研究、探討。

附表：如下表3

表 3 ◆ 八綱辨證要點一覽表

	主要表現	舌象	脈象	治法	備註
表證	發熱，畏風寒	苔薄白	浮	解表	
裡證	有臟腑病變的症狀，其表現隨寒熱虛實的不同而異	有變化	不浮	隨臟腑寒熱虛實不同而異	
寒證	怕冷，手足冷，口淡不渴，喜熱飲，小便清長，大便稀溏，面色蒼白	舌質淡，苔白潤或黑潤	遲（或緊）	袪寒	
熱證	怕熱發熱，口渴喜冷飲，煩躁，小便短赤，大便秘結，面色紅	舌質紅，苔黃乾或黑乾	數	清熱	
虛證	身體虛弱的各種表現，如面色白，精神萎靡，疲倦乏力，心悸氣短，自汗，盜汗	舌質淡嫩，少苔或無苔	無力（虛）	補益	需進一步分清氣虛、血虛、陰虛、陽虛
實證	機體反應強，精神亢奮，聲高氣粗，或高熱面赤，或無熱面青，或腹劇痛拒按	舌質粗老，苔厚	有力（實）	攻逐，消散，瀉下	

陰證	面色暗淡,身寒肢冷,氣短懶言,尿清便溏	舌質淡嫩,苔白潤	沉遲細弱	溫補	
陽證	面紅身熱,神煩氣粗,口渴飲冷,尿赤便秘	舌質紅,苔黃厚	洪大滑數	清熱瀉實	

第八章 臟腑辨證論治

學習目的 │ 瞭解臟腑辨證的特點，掌握每一證的主證、鑑別要領以及治法方藥。

以臟腑為綱進行辨證論治，簡稱「臟腑論治」。它是臨床各科診斷、治療的基礎。

由於每一個臟腑的功能是多方面的，而且臟、腑、組織器官之間存在著複雜的關係，所以臟腑病象也是多種多樣的。在臨床辨證時必須透過現象抓住本質，找出主要矛盾，在錯綜複雜的症狀中抓住一些關鍵性的主證來分析。

為了便於學習，在每一證中也列舉一些西醫疾病，幫助讀者對應掌握，觸類旁通。（西醫的同一種病，在中醫可能分屬於幾種類型，或分見於幾種證治之中，這是分型不同，而不是重複。）

（一）心與小腸

心的生理功能主要是主血脈與主神志，因此心的病理反應，也主要表現為血脈與神志方面的異常。根據臨床所見，屬於主血脈方面的證候有心陽虛、心陰虛、心血瘀阻等；屬於主神志方面的有痰火內擾、痰迷心竅等。在小腸方面常見的病證為心移熱於小腸。至於熱入心包，屬溫熱病範圍，其辨證論治可見第九章。

1. 心陽不足（心陽不振）

【主證】心陽不振包括心氣虛、心陽虛、心陽虛衰。其共有症狀是：心悸、氣短（活動時加重），自汗，舌淡，苔白。

心氣虛：兼見倦怠乏力，面色㿠白，喜出長氣，舌胖嫩，脈虛。

心陽虛：兼見形寒肢冷，心區憋悶，心痛，脈細弱或結代。

心陽虛衰（心陽虛脫）：兼見大汗淋漓，四肢厥冷，口唇青紫，呼吸微弱，甚至暈厥昏迷，脈微欲絕。

【分析】心氣虛由於心氣推動血脈的動力不夠，因而出現心悸、氣短、脈虛等。心陽虛由於陽衰而見寒象。心陽虛衰是心氣不足，又兼心陽虛而病情比較嚴重，故見心悸、脈微細；陽氣大虛，故大汗出，四肢厥冷；如再進一步便可影響到神志，可出現昏迷不醒等危象。

【治法】心氣虛宜補心氣、安心神，可用四君子湯補氣，加酸棗仁、遠志、五味子等藥以養心安神。

心陽虛宜溫通心陽，可用瓜蔞薤白桂枝湯；如兼瘀阻宜加失笑散以活血行瘀。心陽虛衰，宜回陽救逆，急用艾灸百會穴與足三里穴，或加灸湧泉穴，並急煎四逆湯加黨參（或吉林參）灌服。

神經症屬心氣虛的，可用補心氣的治法。心力衰竭屬心陽虛衰的，可用回陽救逆的治法。心絞痛屬於心陽虛的，不能單用補心陽法，應按照「通則不痛」的道理，方中加入通痰活血藥。通痰可用全瓜蔞、薤白（兼通陽氣）；

活血可用蒲黃、五靈脂、丹參、延胡索等藥：心律不整、脈結代的，一般用炙甘草湯加減；期前收縮，舌淡、苔白潤或膩、脈結，是心陽為痰濁瘀阻而致，宜用溫膽湯加黨參，以除痰通陽。

2. 心陰不足

【主證】心陰不足可分為心陰虛與心血虛兩種。兩者共有的主證是：心悸，心煩，易驚，失眠，健忘。

心陰虛：兼見低熱，盜汗，口乾，舌尖紅，舌苔薄白或無苔，脈細數等。

心血虛：兼見眩暈，面色蒼白，口淡，舌淡嫩，脈細弱等。

【分析】心陰不足則心陽偏亢，心陰心陽失調，故心悸、心煩。心陰虛多因心神過勞，耗損心陰引起，故兼見低熱、盜汗、舌尖紅、脈細數等陰虛內熱的證候。

心血虛證多因血的供養不足，故兼見眩暈、舌淡、脈細弱等血虛的證候。

【治法】心陰虛宜養心陰、安心神，常用補心丸。心血虛宜補血養心，可用四物湯加阿膠以補血，加炙甘草、柏子仁以養心。神經症見心悸、失眠而屬於心陰虛的，可用養心陰、安心神的治法。因貧血而見心悸、眩暈等心血虛證，可用補血養心法治療。

若心動過速而見舌紅無苔、脈細數等心陰虛證的，宜用生脈散以養心陰、斂心氣。心絞痛而見舌紅、脈細數等心陰不足證，可用麥冬、當歸、孩兒參、生地黃等養陰益氣，丹參、桃仁、紅花等活血化瘀。

3. 心血瘀阻

【主證】心悸，心痛（心前區或胸骨後刺痛或悶痛），時作時止，嚴重時則疼痛不安，指甲青紫，汗出，四肢冷，舌暗紅或舌邊有瘀斑，苔少而潤，脈澀。

【分析】心為血瘀阻滯，氣血不得通暢，故心悸、心痛；由於心血瘀阻，全身血脈亦欠通暢，故血色暗而不鮮，舌有瘀斑，指甲青紫；心陽不振，不足以溫養肢體，故四肢冷；陽氣不能衛外固表，故汗出。本證常見於冠狀動脈粥樣硬化性心臟病和心肌梗塞。

【治法】宜溫通心陽，選用瓜蔞薤白湯加桂枝、桃仁、紅花。嚴重的選用血府逐瘀湯加減治療。

心血瘀阻多與心陽不足有關，所以用瓜蔞薤白加桂枝以溫通心陽，加桃仁、紅花活血以開通閉塞。若兼有虛證，如氣短、脈虛、舌胖嫩等，宜兼用行氣、補氣、活血類藥，如黃耆、黨參、丹參、茯苓之類。嚴重的瘀阻，用上方無效時，可採用攻逐瘀血之重劑如血府逐瘀湯。

4. 痰火內擾（痰火擾心）

【主證】神志錯亂，狂躁妄動，胡言亂語，時歌時哭，甚至打人罵人，舌紅，苔黃膩，脈滑數。

【分析】心的神志受痰火的干擾而神志錯亂、狂躁妄動；病因於痰，故苔膩脈滑；因於火，故見舌紅苔黃、脈數。

【治法】宜清熱化痰，常用礞石滾痰丸或生鐵落飲。

精神分裂症、狂躁抑鬱性精神病、 症等見痰火內擾證的，可用上法治療。

5. 痰迷心竅（痰阻心包）

【主證】神志痴呆，意識朦朧，嘔吐痰涎，或昏迷不醒，喉有痰聲，舌強不語，苔白膩，脈滑。若兼痰熱，則舌紅苔黃、脈滑而數。

【分析】心為痰所蒙蔽，神志不清，故出現痴呆、意識朦朧等，嚴重時可致昏迷不醒。本證如兼熱，雖與上證同類，但有輕重的不同，故治法有別。

【治法】宜除痰通竅，選用導痰湯。若昏迷不醒，宜用溫開法，選用蘇合香丸；若昏迷由於痰熱，宜用涼開法，選用至寶丹或牛黃丸。

癔症或精神分裂症有舌苔白膩而脈滑的，可用導痰湯以除痰通竅，亦可加服蘇合香丸以醒心神。腦血管疾病中，屬於痰迷心竅而昏迷不醒的，可選用溫開法；屬於痰迷心竅而有舌紅苔黃脈滑數的，選用涼開法。即偏熱用涼開，偏寒用溫開。

若出現脫證（手撒、口開、眼合、遺尿、汗出、脈微弱而昏迷不醒）的，絕對不能用開竅法（開竅法會加速陽氣亡脫），宜急用艾灸神門、足三里等穴，並按中風病辨證治療。如見有肝性腦病、糖尿病昏迷、尿毒症昏迷等，辨證屬於痰熱的，可用牛黃丸之類治療，兼用針刺人中、湧泉穴，醒後再按各病辨證治療。

6. 心火上炎（心火亢盛）、心移熱於小腸（小腸實熱）

【主證】口舌生瘡（多反覆發作），心煩、口渴，小便黃短，或小便淋瀝刺痛，尿血，舌尖紅，苔黃或白，脈數。

【分析】心開竅於舌，心火上炎，故見口舌生瘡、心煩、口渴、舌尖紅等症；心移熱於小腸，故見小便短赤、刺痛、尿血等症。

【治法】宜降火洩熱，常用導赤散加減。

復發性口腔炎，可用導赤散治療。若兼便秘、消化不良等，加大黃、山楂、穀芽、麥芽等消積導滯藥；若精神緊張、失眠、脈細數，加麥冬、酸棗仁、雞蛋黃等養陰藥；若與月經有關而脈弦的，加柴胡、白芍等舒肝養肝藥。泌尿系感染或結石而見小腸濕熱者，其論治見後「膀胱濕熱」證。

7. 小腸氣痛

【主證】少腹急痛，連及腰背，下控睪丸，苔白，脈沉弦或弦緊。

【分析】本證多因飲食失節，寒濕不調，少腹氣機鬱結所致。

【治法】宜行氣散結，用橘核丸或烏藥散。

心與小腸辨證論治要點：

（1）心氣虛，喜出長氣，脈虛，宜補心氣、安心神；心陽虛，形寒肢冷脈沉細，宜溫通心陽，有瘀者佐以活血祛瘀；心陽虛衰，大汗淋漓，四肢厥冷，脈微欲絕，宜回陽救逆。心陰虛，舌尖紅，脈細數，宜養心陰；心血虛，舌淡，脈細弱，宜補心血。

（2）由於陰陽互根，心陽虛或心陰虛發展到一定程度，可導致陰陽氣血俱虛。此時應陰陽兼治，或根據偏重的情況而用藥，如陰陽俱虛而偏重於血虛的，用藥以補血

為重點。

（3）心火上炎，口舌生瘡，宜降火洩熱；心移熱於小腸，尿頻而痛，宜清熱利濕；小腸氣痛，少腹急痛，宜行氣散結。

（二）肝與膽

肝主疏洩與藏血，其病理的變化，主要由於疏洩失常而引起肝鬱、肝火亢盛、肝陽上亢、肝陰不足等病變。肝失疏洩或肝火亢盛，均能影響肝的藏血功能，而出現出血的證候。膽的常見病證為膽熱證。

1. 肝鬱（肝氣鬱結、肝氣不舒）

【主證】急躁易怒，或精神抑鬱，頭暈，兩脅脹痛或竄痛，噯氣，食慾不振，口苦或嘔吐，腹痛，腹瀉，月經不調，舌苔白潤，脈弦。若肝鬱日久，引起血瘀，則兼見痞塊（指肝脾腫大），舌邊有瘀點，脈弦或澀。

【分析】肝氣鬱結不得疏洩，因而性情急躁易怒；肝經氣血瘀滯，故兩脅脹痛；肝氣不得洩越，橫逆犯脾胃，可出現脅痛、腹痛、腹瀉、噯氣、食慾不振、嘔吐等，婦女由於肝經氣血不暢，影響衝任而致月經不調。弦脈為肝病常見脈象。

【治法】宜疏肝理氣，常用柴胡疏肝湯；若兼有血瘀，宜於疏肝理氣藥中加活血藥，常用逍遙散加丹參、蒲黃、五靈脂。

慢性肝炎屬於肝鬱的可用逍遙散，若遷延型肝炎或早期肝硬化而兼血瘀者，可加入活血藥。若肺結核病中見

肝鬱證（如易怒、脅痛、口苦、脈弦）的，多有陰虛，可選用小柴胡湯，去溫燥藥加何首烏、女貞子、沙參等補養肝陰之藥。月經不調屬於肝鬱的，可用逍遙散加減。

2. 肝陽上亢（肝陽亢盛、陰虛肝旺）

【主證】頭痛，眩暈，易怒，或視物不清，脅痛，口苦，舌邊紅，苔白，脈弦。

若症見頭痛劇烈，眩暈，耳鳴，耳聾，眼紅，眼痛，易怒，睡眠不安，吐血，衄血，脅痛，臂痛，舌尖邊紅，苔黃或黃厚而乾，脈弦數有力，屬肝火旺盛。

若肝陽亢盛致肝風內動，引起中風而出現偏癱、失語、口眼歪斜或抽搐、昏迷等症狀。因熱極而致肝風內動的病證詳見「溫熱病」一章中證治。

【分析】肝陽上亢是由於肝陽升發太過，陽偏盛於頭目，故見頭痛、眩暈、眼花、血壓偏高等症；口苦、脅痛、舌邊紅、脈弦是肝膽經病的常見證候。若肝火盛（肝火熾盛、肝經實火），除見肝陽上亢的一般證候之外，還有偏於火熱的證候，如火盛於上，故頭痛劇烈，並出現眼紅、耳鳴等症；由於肝火盛影響肝藏血的功能，熱邪迫血妄行，可出現吐血、衄血等症狀；肝火傷筋，故能引起臂痛；舌尖邊紅，苔黃，脈弦數，都是火熱的證候。

肝陽上亢或肝火亢盛的進一步發展，均可引起肝風內動而出現中風證。

【治法】屬於肝陽上亢的，宜平肝熄風潛陽，用石決鉤藤飲。

屬於肝火亢盛的，宜清肝瀉火，常用龍膽瀉肝湯。

　　若中風屬於閉證（昏迷不省人事，兩手握拳或牙關緊閉，脈弦或緊），宜選用開竅法（偏熱用涼開法，偏寒用溫開法），並結合針刺治療，再按辨證論治。

　　高血壓如屬肝陽上亢者，可用石決鉤藤飲以平肝熄風潛陽。

　　若苔黃、脈數是兼熱，可加黃芩、蓮子心以清熱。梅尼埃病屬於肝陽上亢者，可用鉤藤、白蒺藜、石決明、秦艽、澤瀉、陳皮、法半夏、白芷等平肝熄風祛痰藥。

　　高血壓病屬肝火亢盛者，可用清肝瀉火法，用龍膽瀉肝湯去柴胡或用少量柴胡以減少升發作用，加石決明、牛膝以增強其降火之力。急性化膿性中耳炎及外耳道癤腫等，也可選用龍膽瀉肝湯治療。急性充血性青光眼屬肝火亢盛者，可用龍膽瀉肝湯治療。上消化道出血由於肝火亢盛引起的，可用龍膽草、山梔子、黃芩、大黃、生地黃、旱蓮草、紫珠草、側柏葉等清肝瀉火止血藥治療（凡上部出血忌用升提藥）。白血病屬於肝火亢盛而有出血的，可選用當歸蘆薈丸。

　　3. 肝陰不足

　　【主證】眩暈，頭痛綿綿，耳鳴耳聾，視物不清或夜盲，失眠多夢，或手足麻木、震顫，舌紅少津，苔少或無苔，脈弦細或細數。

　　【分析】肝賴腎水的滋養。肝陰不足，往往由於腎陰不足，精不化血，血不養肝所致。肝陰不足，也可引起肝陽偏亢（但這種肝陽上亢是虛證，與上述的肝陽上亢之實證者不同，與肝火亢盛中之實熱證更不相同）。雖然也見

頭痛、眩暈、耳鳴、耳聾等症狀，但頭痛不劇反而為綿綿不止，眩暈而不欲睜眼，耳鳴耳聾是逐漸而起，不似肝火耳鳴突然而發，且聲音低微，手按耳鳴症狀可減。

更明顯的鑑別是：本證可見舌紅少津，苔少或無苔，脈弦細或細數等陰虛的舌象與脈象。手足震顫與麻木，是血虛，陰津不足以養肝所致。

【治法】宜滋腎養肝，用杞菊地黃丸。

高血壓屬於肝陰不足的，可用六味地黃丸加龜板（或鱉甲）、牡蠣、玉米鬚。中心性視網膜炎屬於肝陰不足的，可用杞菊地黃丸加鱉甲、蟬蛻以育陰潛陽。慢性肝炎或遷延型肝炎如見脅肋隱痛，舌紅無苔少津，脈細或細數等，為肝陰不足者，可用一貫煎以滋養肝陰。

4. 膽熱（肝膽濕熱）

【主證】右脅陣發性劇痛，黃疸，尿短黃赤，口苦，咽乾，寒熱往來，或噁心嘔吐，食少腹脹，舌紅苔黃，脈弦數。

【分析】膽熱而致肝失疏洩，故右脅痛甚。膽經有熱，故出現口苦、咽乾、寒熱往來。熱而兼濕，濕熱鬱蒸，故發黃疸，尿少而黃赤。肝氣犯胃（肝胃不和），故見噁心嘔吐、食少腹脹等脾胃症狀。舌紅苔黃，脈弦數，亦是熱證的證候。

【治法】宜清熱利膽，常用山梔子、黃芩、鬱金、玄明粉、柴胡、枳殼、虎杖、金錢草等藥。若兼大便秘結，可加大黃、枳實。

若疼痛較劇，可加木香行氣，加蒲黃、五靈脂活血

止痛。黃疸明顯者可加茵陳、大黃、溪黃草。

急性膽囊炎和膽石症亦可選用上述方法治療。慢性膽囊炎可用柴胡、鬱金、黃芩、白芍、虎杖、金錢草、玄明粉、蒲黃、五靈脂、甘草等藥治療。

肝與膽辨證論治的要點主要有：

（1）肝病多為陽亢證。久延不癒，容易損及肝陰，形成陰虛陽亢的證候，治法宜養肝陰、平肝陽。

（2）肝的虛證多屬陰虛。「肝腎同源」，故治法宜滋腎養肝。

（三）脾與胃

脾的生理功能主要是主運化和統血，在病理變化上，脾病多濕多虛（多陽虛），胃病多熱多實（虛證多為胃陰虛）。脾胃為後天之本，脾胃虛弱可以影響五臟，特別是與心、腎、肺（肺脾兩虛證，將在肺的證治中敘述）的關係比較密切。

1. 脾陽虛（包括脾陽不振、脾胃虛寒）

【主證】面黃少華，胃脘或腹部脹痛，痛而喜熱喜按，口泛清水，食慾不振，大便稀薄或久瀉久痢。倦怠無力，四肢不溫，小便清長，或尿少水腫，肌肉消瘦，舌淡，苔白潤，脈緩或弱。

【分析】脾陽虛（虛寒），使脾胃的運化功能減弱，故面黃少華，食慾不振，大便稀薄，脘腹脹痛而喜熱喜按（喜熱屬寒，喜按屬虛）。脾主四肢、肌肉，脾陽不足，故四肢不溫而倦怠無力，肌肉瘦削。脾陽虛，運化水濕的

功能不足，故見小便清長，或尿少而水腫。舌淡嫩，苔白潤，脈緩或弱等為陽虛的證候。

【治法】宜溫中健脾，常用附桂理中湯加減。

胃神經症、慢性胃炎、潰瘍病、胃腸功能紊亂、慢性腸炎、慢性痢疾、營養性水腫等屬於脾陽虛的，都可用附桂理中湯加減治療。如為潰瘍病可加佛手、煆瓦楞之類；慢性腸炎加赤石脂、石榴皮之類；慢性痢疾加木香、白芍、當歸之類。

2. 脾胃氣虛（包括脾胃虛弱、中氣不足）

【主證】面黃，倦怠，食慾不振，脘痛喜按或脘悶腹脹，噯氣，吐酸，大便稀薄，舌淡嫩或有齒痕，舌苔白，脈虛等。

若見聲低，氣短，動則氣有下墜感，或胃下垂、腎下垂、脫肛、子宮脫垂等，為氣分更虛，稱為中氣下陷（或稱脾氣下陷）。

若脾胃氣血俱虛，可出現各種出血症狀或見發熱（中等度發熱，甚至高熱）。

若脾胃氣虛，肝氣犯胃，可出現脘痛、脅腹脹滿、吐酸或腸鳴腹瀉、苔白膩、脈弦等肝胃不和的症狀。

【分析】脾胃氣虛，故出現倦怠、食少、脘痛喜按、大便稀薄、脈虛等。若脾胃氣虛較重，升提之力不足，可引起內臟下垂，並見氣短聲低等。由於脾胃氣虛，飲食減少，進一步引起氣血俱虛，脾不統血，可發生各種出血證候；也有不出血而發熱的，因為這種發熱，不是外感引起，所以又稱為「內傷發熱」。肝與脾之間是剋與被剋的

關係，肝氣橫逆時，可抑制脾胃正常功能而出現消化系統虛弱症狀；脾胃虛弱時，也可以引起肝氣犯胃而出現肝胃不和的症狀。

【治法】脾胃氣虛宜健脾補氣，用四君子湯加減或用小建中湯。中氣不足，宜升提補氣，用補中益氣湯。脾胃氣血俱虛宜健脾補氣血，選用歸脾湯。若肝胃不和，宜疏肝健脾，用逍遙散加減。

脾胃虛弱的潰瘍病，可用四君子湯加柴胡、佛手、海螵蛸，或用黃耆建中湯。胃下垂、脫肛、子宮脫垂可選用補中益氣湯，再加針灸。血液病、月經過多、功能性子宮出血等屬於脾虛不能統血的，可用歸脾湯加止血藥。胃腸神經症、慢性肝炎而屬於肝胃不和的，可選用逍遙散加黨參。

有些未明原因的發熱，辨證為脾胃虛弱而偏於氣虛的，可用補中益氣湯；氣血俱虛的可用歸脾湯，這種治法叫「甘溫除熱」法。

3. 脾為濕困（包括脾虛濕困、濕困脾陽）

【主證】飲食減少，胃脘滿悶，甚或噁心欲吐，口淡或黏，或喜熱飲，頭重如裹，肢體睏倦，懶言懶動，或水腫，洩瀉，白帶多，舌苔厚膩，脈緩。

【分析】脾為濕困，即運化功能為濕濁障礙，故出現飲食減少，胃脘滿悶，噁心嘔吐等症狀；脾主四肢，故見肢體睏倦；濕困於內，清陽不升，故頭重如裹；濕聚於下，故腹瀉，白帶多；口淡或黏，舌苔厚膩，脈緩是濕重的證候。若舌質胖嫩而脈虛，這是虛證的舌象和脈象，乃

濕困之外更兼脾虛，一般多為先有脾虛不能化濕，進而為濕所困。

【治法】宜運脾化濕，常用胃苓湯。若舌質胖嫩而脈虛，是脾虛濕困，宜健脾祛濕，用五苓散合四君子湯。

慢性胃炎、慢性腸炎、慢性痢疾等屬於脾為濕困，均可用上法加減治療。慢性肝炎、水腫病多先有脾虛不能化濕，後為濕所困，可用參苓白朮散健脾祛濕。

4. 濕熱內蘊（脾蘊濕熱）

【主證】鞏膜及全身發黃，或兼皮膚發癢，脘脅痞脹，不思飲食。身體倦怠，小便赤黃，或見口渴口苦，發熱，大便稀薄，舌苔黃膩，脈濡數。

【分析】濕熱內蘊於脾胃，可影響肝膽的疏洩作用。膽汁溢於皮膚，故出現黃疸，膚癢；濕熱內蘊，運化失常，故不思飲食，大便稀薄，小便黃赤。若濕熱內蘊而偏於熱，可見口渴、口苦、發熱等。舌苔黃膩、脈濡數是濕熱內蘊之象。

【治法】宜清熱利濕，用茵陳蒿湯或茵陳四苓湯。

傳染性黃疸型肝炎、鉤端螺旋體病、急性膽囊炎等屬於濕熱內蘊者，均可用上法治療。

5. 心脾兩虛、脾腎陽虛

【主證】心脾兩虛證，多有面色萎黃，心悸健忘，失眠，倦怠無力、食慾減退，腹脹，大便稀薄，舌苔白潤，脈細弱。

脾腎陽虛證，多有精神疲乏，氣弱懶言，或痰鳴氣喘，四肢無力，肢冷，大便溏，或黎明前腹瀉，腰寒、畏

冷，周身水腫或腹水，舌苔白潤，脈細弱。

【分析】心脾兩虛與脾腎陽虛，都是由一臟的病變，影響到相關之臟，或因病邪同時作用於兩臟而發病。如心脾兩虛，既見心悸、失眠、健忘等心氣虛的證候；又有食慾減退、腹脹、便溏、倦怠無力等脾虛證候。苔白潤、脈細弱是心脾陽虛之象。

脾腎陽虛，既有氣弱懶言、四肢無力、肢冷、便溏等脾陽虛的證候，又有黎明前腹瀉、腰寒畏冷、精神疲乏等腎陽虛的證候。

脾虛則生痰，腎不納氣則氣喘；腎主水，脾能運化水濕，故脾腎陽虛可出現水腫、腹水等。苔白潤，脈細弱，是陽虛之象。

【治法】心脾兩虛宜補益心脾，常用歸脾湯加減。

脾腎陽虛宜溫補脾腎，常用真武湯加減。

神經症、血液病屬於心脾兩虛的可用上法治療。

肺源性心臟病見脾腎陽虛，有氣喘痰多、水腫等症的可用真武湯加半夏、麻黃、肉桂心等。若心源性水腫、肝硬化腹水、腎病綜合徵等屬於脾腎陽虛者，可用真武湯合五苓散。若慢性腸炎、慢性痢疾而見脾腎陽虛的，可用附桂理中湯合四神丸治療。

6. 胃火熾盛（邪熱擾胃、胃火熾盛）、胃陰虛

【主證】胃火熾盛者，有發熱，便秘，牙痛，牙眼出血，吐血，衄血，煩躁不安，口乾，舌紅苔黃，脈數。

胃陰虛者，有飲食減少，甚至食慾全無，或潮熱，低熱，便秘，舌紅少苔或無苔，脈細或細數。

【分析】胃火熾盛，陽盛則熱，故發熱。火熱傷津，故煩躁便秘；火性上炎，迫血妄行，故吐血、衄血；胃火沿陽明經脈上衝，可出現齒齦腫痛和出血；胃火熾盛，灼傷津液故見口苦口乾、苔黃脈數等。

胃陰虛也可出現熱的證候，所謂「陰虛生內熱」，但這種熱與實熱不同；雖發熱或低熱，但熱象不高；雖有便秘，舌苔不致黃厚，反而少苔或無苔；飲食減少，不是因胃氣虛（消化功能不足），而是因陰津不足（消化液減少）而引起。

胃火盛可以傷陰，胃陰虛可以生熱，但前者為實火，後者為虛火，一實一虛，本質不同。

【治法】胃火熾盛宜清胃火，用石膏、知母、梔子、黃芩，淡竹葉。若口渴舌乾，選加石斛、天花粉、生地黃、石仙桃等以清熱養陰。若兼便秘，可加大黃、枳實等以攻實熱。此證也可用清胃散以清熱涼血。

胃陰不足，宜養陰益胃，用石斛、麥冬、蓮子肉、沙參，或加梨汁、甘蔗汁等。

高熱、潰瘍病、牙周病、血液病等屬於胃火熾盛的，可用清胃火之法治療。

肺結核、慢性胃炎、糖尿病、痢疾等屬於胃陰虛的，可用養胃陰法治療。

脾胃病辨證論治要點：

（1）脾病多濕，不論脾的寒熱虛實，皆常與濕結合而為病，既可因濕盛而困脾，又可因脾虛而致濕困。治療時應根據脾病虛實易於轉化和虛實夾雜的特點，區分實多

虛少，或實少虛多，靈活運用化濕與健脾兩法。

（2）脾的虛證常與心腎虛證並見，應兩臟同治。肺虛日久不癒，也可出現脾虛之證，用補脾之法，可使肺氣充足，稱之為「培土生金」法。

（3）脾與胃相表裡，臨床上寒證、虛證多屬於脾；熱證、實證多屬於胃；陽虛屬脾，陰虛屬胃。

（四）肺與大腸

肺的生理功能是主氣、主肅降、司呼吸，其病理變化大多為呼吸系統的疾病。表現為實證、寒證的有痰濁阻肺、肺寒咳喘，表現為實證、熱證的有肺熱咳喘。屬於虛證的有肺氣虛、肺陰虛、肺脾兩虛、肺腎兩虛等。大腸病的常見證為大腸濕熱。

1. 痰濁阻肺（痰飲犯肺）

【主證】咳嗽氣喘，喉中痰鳴，痰黏稠而多，胸脅滿悶疼痛，不能平臥，舌苔濁膩，脈滑。若兼寒象則出現肺寒的脈象；兼熱象則出現肺熱的脈象。

【分析】痰濁阻肺，肺氣不暢，故出現氣喘、痰黏稠而多、胸脅滿悶疼痛、不能平臥等一系列症狀。舌苔濁膩，脈滑，為痰濁之象。若兼肺寒，則痰稀而多泡沫，舌淡苔膩，脈緩滑；若兼肺熱，則痰多稠黃，或兼發熱，舌紅苔黃，脈滑數。

【治法】宜瀉肺逐痰，常用葶藶大棗瀉肺湯，或三子養親湯加減，並宜根據兼寒兼熱加減用藥。

慢性喘息性支氣管炎、慢性阻塞性肺疾病、結核性

胸膜炎、胸腔積液等屬於痰濁阻肺的，均可用上法治療。支氣管擴張屬於痰濁阻肺的，可用葶藶大棗瀉肺湯加桑白皮、百部、白及、瓜蔞、紫菀等藥。

2. 肺寒咳喘（風寒束肺）

【主證】咳嗽頻而劇烈，氣急，痰黏白而量多，或痰稀而不易咳出，嚴重的則喘咳胸悶，不能平臥，或兼發熱惡寒苔白滑，脈浮緊或緊。

【分析】肺有寒邪或寒痰，肺氣不能肅降，故咳嗽痰多，甚則胸悶喘急，不能平臥。若由寒邪致病，則兼見發熱惡寒。

苔白滑，脈緊，均為寒邪阻肺之象。

【治法】宜溫肺祛寒逐痰，選用小青龍湯。

急慢性支氣管炎、喘息性支氣管炎、支氣管哮喘屬於寒邪致病的，可用小青龍湯治療。若肺氣腫屬於寒痰內阻，又以痰多為主證的，可用苓桂朮甘湯加減；以哮喘為主證的，可用小青龍湯或三拗湯加地龍、半夏以除痰定喘。

3. 肺熱咳喘

【主證】咳嗽，喘促，痰黃黏稠，或咳吐膿血，氣味腥臭，咽喉痛或胸痛，或惡寒發熱，舌紅苔黃或黃膩，脈數或滑數。

【分析】肺熱咳喘，是肺有實熱，痰熱膠結，肺氣不得宣通，故咳喘並見；若痰熱阻塞，肺脈不暢，可見胸滿；若熱盛壅肺，可吐膿血，並見惡寒發熱。舌紅，苔黃膩，脈數或滑等均為邪熱壅肺之象。

【治法】宜清肺化痰，止咳平喘，用麻杏石甘湯或葦莖湯，或加祛痰排膿藥物，如浙貝母、炒穿山甲、皂角刺、蒲公英、魚腥草之類。

急慢性支氣管炎、支氣管哮喘屬於肺熱的，可用麻杏石甘湯；若舌紅，苔黃而乾，下午體溫增高的是肺熱傷津，可用瀉白散加減（哮喘者加麻黃、苦杏仁，咳嗽甚者加浙貝母、瓜蔞）。肺炎初中期屬肺熱證的，可用麻杏石甘湯合葦莖湯加魚腥草。支氣管擴張屬肺熱證的，可用葦莖湯加百部、白及。肺膿腫屬肺熱證的，可用葦莖湯加敗醬草、魚腥草、浙貝母、蒲公英等。

關於「肺燥咳嗽」見「溫熱病辨證中的燥證」。

4. 肺氣虛

【主證】咳嗽氣短，甚則喘促或呼吸困難，痰多清稀，疲倦懶言，聲音低弱，怕冷，自汗，面色㿠白，舌質淡嫩，脈虛或弱。如兼見胸痛，舌邊有齒痕印，多為氣虛兼血瘀。

【分析】肺氣虛，氣不足，故咳嗽而氣短，聲音低弱，氣虛則生痰，淡嫩，故痰多清稀；肺氣不足，皮毛不固，因而怕冷、自汗；舌質淡嫩，脈虛弱均是虛證的舌象和脈象，面色㿠白，主肺氣不足。

【治法】宜益氣除痰，常用黃連、黨參、五味子、紫菀、半夏、海浮石、橘紅、炙甘草等藥加減治療。若尤其他疾病引起的肺氣虛而出現呼吸困難的，宜用艾灸膻中穴。若懸灸無效，應採用直接灸法，再隨證論治。若肺氣虛又兼有血瘀，應在益氣祛痰方中加入三棱、莪朮等活血

祛瘀;若血瘀又兼痰中帶血,可加百草霜或血餘炭等止血藥。

慢性支氣管炎、肺結核、慢性阻塞性肺疾病等屬於肺氣虛的,均可用上法治療。支氣管哮喘兼有氣短、舌質嫩有齒痕、脈弱等肺氣虛證的,宜在除痰定喘方中加黃耆、黨參、白朮等補氣藥。

5. 肺陰虛(陰虛肺燥)

【主證】咳嗽無痰,或痰少而黏,有時咯血,潮熱,盜汗,手足心熱,午後顴紅,失眠,口乾咽燥,或聲音嘶啞,舌紅嫩,少苔,脈細數。

【分析】肺陰虛,津液不足,故咳嗽無痰,或痰少而枯;津液不足以潤養肺脈,故肺絡易因咳嗽而破損,使痰中帶血;陰虛生內熱,故潮熱,手足心熱,口乾咽燥;陰虛水不制火,內火擾動,逼津液外洩而致盜汗,內擾心神而致失眠;舌嫩紅,少苔,脈細數是陰虛的證候;午後顴紅,是肺陰虧虛常見的面色。

【治法】宜滋陰養肺,用百合固金湯加減。

肺結核、慢性支氣管炎屬於肺陰虛者,可用上法治療。支氣管擴張屬於肺陰虛者,可選用百合、百部、白及、五味子、海浮石、枳殼、仙鶴草等加減治療。

6. 肺脾兩虛、肺腎兩虛

【主證】肺脾兩虛多屬氣虛,其主證有久咳,痰多清稀,面色少華,消瘦,倦怠無力,飲食減少,腹脹便溏,舌質薄嫩色淡,苔白,脈細或虛大。

肺腎兩虛多屬陰虛,其主證有咳嗽痰少,動則氣

短，面白顴紅，潮熱或五心煩熱，消瘦，失眠，盜汗，晚上口乾，腰痠腿軟，遺精，舌紅苔少，脈細數。

【分析】一臟之虛，可引起兩臟俱虛，出現兩勝的病證，如肺脾氣虛，有久咳痰多清稀等肺虛證，又有倦怠、消瘦、飲食減少、腹脹便溏等脾虛證候；肺腎兩虛多屬陰虛，除有肺陰虛的證候之外，又有夜間口乾、腰痠腿軟、遺精等腎陰虧虛的證候。

【治法】肺脾兩虛者，宜補脾益肺，選用香砂六君子湯加減。肺腎兩虛者，宜滋補肺腎，用六味地黃湯加天花粉、麥冬、沙參。

肺結核，治療中用抗結核藥日久不癒，應考慮肺虛，並辨別其屬於肺脾兩虛還是肺腎兩虛，可採用西藥抗結核治療，中藥補虛。

如肺結核，伴空洞久不癒合者，宜用補肺脾之藥，結合抗結核治療，可以提高療效。

7. 大腸濕熱

【主證】腹痛，洩瀉，或裡急後重，大便有黏液、膿血，或大便帶血，痔瘡，舌紅，苔白厚或黃膩，脈沉數。

【分析】濕熱聚於大腸，邪正相爭，故腹痛、洩瀉；濕熱較盛，傷及氣血，濁氣下墜，故裡急後重；侵及經脈，故大便有膿血；濕熱滯於血脈，則為便血、痔瘡。

【治法】宜清利濕熱。若濕熱洩瀉，可用葛根黃芩黃連湯；若濕熱痢疾，用白頭翁湯；若濕熱便血或痔瘡出血，可用槐花、地榆、金銀花、冬瓜仁、側柏葉、荊芥炭、枳殼等。

肺與大腸辨證論治要點：

（1）肺主肅降，肺臟之病以清肅肺氣為主要治法；但肺氣不足，痰不易咳出，或肺氣大虛時，又當升提補氣。

（2）肺實熱證與肺陰虛證，都能引起咳血、咯血，但性質不同，應注意舌象、脈象及其他兼證，注意兩者加以鑑別。

（3）肺與大腸相表裡，兩者能互相影響。例如治療肺的實熱證，兩者能互相影響，因此治療上要相互兼顧。例如治療肺的實熱證，兼用洩瀉大腸之熱，有利於肺氣的肅降；又如氣津不足而致的便秘（習慣性便秘），不宜用瀉法，宜選用補肺氣潤大腸的藥物治療。

（五）腎與膀胱

「腎為先天之本」，主藏精、主水。腎內藏有元陰、元陽，宜固藏，不宜耗洩。

其病理變化多為虛證，一般分為腎陰虛與腎陽虛兩大類，其中包括生殖、泌尿、神經內分泌系統等多種疾病。膀胱的常見病證為膀胱濕熱。

1. 腎陰虛

【主證】頭暈目眩，耳鳴耳聾，牙齒動搖或痛，失眠，傍晚口乾，五心煩熱，盜汗，腰膝痠痛，或脛骨痛、足跟痛，遺精，舌紅乾或有剝苔，脈細數。若兼顴紅唇赤，性慾亢進，小便短赤，夜半口乾甚，脈數或弦細數，均為陰虛火旺之象。

【分析】腎陰虛，津液不足，相火旺盛（腎火旺盛），故見五心煩熱，傍晚口乾（傍晚屬陰，故口乾傍晚較明顯）；陰虛則陽亢，故見頭暈目眩，耳鳴耳聾，失眠等；腎主骨，腎陰不足，故見腰膝痠痛或脛骨痛、足跟痛。「齒為骨之餘」，骨髓不充，故牙齒動搖或痛；腎陰虛，精津不固，故見盜汗、遺精；陰虛甚則虛火旺，因而出現顴紅、唇赤、性慾亢進、小便短赤等內熱津虧的證候。舌紅無苔，脈細數，均為陰虛之象。

【治法】宜滋養腎陰，用六味地黃丸（湯）。若陰虛火旺，宜滋陰降火，用知柏八味丸（湯）。

神經衰弱、肺結核、糖尿病、尿崩症、無排卵型功能性子宮出血、紅斑狼瘡等均屬於腎陰虛或陰虛火旺證者，可用上法治療。

2. 腎陽虛（腎陽不振）

【主證】面色暗淡，髮易脫落，畏寒，手足不溫，氣短而喘，精神不振，耳鳴耳聾，牙齒動搖，腰膝痠痛（軟），尿少水腫或夜多小便，大便稀，自汗，舌質胖嫩，苔白潤，脈虛浮或沉遲無力。若命門火衰，可出現陽痿滑精（無夢而遺叫滑精），慢性腹瀉，四肢冷，或氣短氣喘而汗出，尺脈弱或微細沉遲等。若小便量多，或小便失禁，或夜多小便，尿後餘瀝不盡，滑精早洩，舌嫩苔白，脈虛尺弱，均為腎氣不固之象。

【分析】腎開竅於耳，其華在髮，腎氣不足，故耳鳴耳聾，髮易脫；腎主骨，腎陽不足，腰膝痠軟，牙齒動搖；腎虛不能納氣歸腎，故氣短而喘；腎陽虛則全身陽氣

虧虛，故肢體不溫，自汗（陽虛表不固），精神不振，大便稀；陽虛水泛（腎虛水泛），則尿少水腫。命門火衰則虛寒更甚，故四肢冷，陽痿滑精；黎明前腹瀉是命門火衰的證候，命門火衰亦常兼不能納氣，故兼見氣短氣喘、汗出等。若腎氣不固，則收攝不力，故見滑精早洩，小便量多或失禁等。一般腎陽虛，脈多虛浮而苔白潤；若陽虛水泛，則舌必胖嫩而脈沉無力；若沉遲則偏於寒甚。

【治法】宜溫補腎陽，常用金匱腎氣丸加減。若命門火衰以腹瀉為主症者，可用四神丸；若以氣短為主症者，可用黑錫丹。

腎氣不固宜補腎固澀。以尿多為主症者的用縮泉丸，以遺精為主症者的用固精丸。腎上腺皮質功能減退、甲狀腺功能減退、性神經衰弱等屬於腎陽虛證者，可用上法治療。慢性腎炎屬於腎陽虛的，宜溫補腎陽兼利水，用金匱腎氣丸加牛膝、車前子。支氣管哮喘屬於腎陽虛，腎不納氣的，用金匱腎氣丸加胡桃肉、五味子，若出現命門火衰不納氣者，可用黑錫丹。

糖尿病、尿崩症、慢性腎炎、遺尿屬於腎氣不固的用縮泉丸治療。尿崩症宜加針刺治療（針三陰交、關元、腎俞、氣海等穴）。性神經衰弱屬於腎氣不固者，可用固精丸治療。遺尿可用針灸治療（關元、腎俞、三陰交等穴，針灸兼施）。

3.陰陽兩虛

【主證】面色暗淡，髮易脫落，牙齒動搖或痛，口乾，心煩盜汗，畏寒肢冷，遺精，夜多小便，舌淡或有裂

紋，苔薄，脈沉細或弱。

【分析】由於陰陽互根，陰虛日久，可以引起陽虛，陽虛也可以引起陰虛。如腎陰陽俱虛，則腎陰虛、腎陽虛兩種證候並見。

具體辨證時，還應根據具體情況，辨別究竟是陰虛較重，還是陽虛較重，並據之針對用藥。

【治法】宜腎陰腎陽雙補，可用熟地、山藥、枸杞子、杜仲、山萸肉、菟絲子、桑葚、茯苓、炙甘草（加減左歸飲、右歸飲）。若陽虛偏甚，可酌加巴戟天、肉桂之類；陰虛偏甚，可酌加龜板、鱉甲、丹皮之類。

上述腎陰虛、腎陽虛各項所列舉的西醫病症，如出現腎陰腎陽兩虛的，可用上法治療。

4. 心腎不交

【主證】心悸、心煩，頭暈，失眠，健忘，耳鳴耳聾，腰膝痠軟，舌嫩紅，脈細或細數。

【分析】心與腎，互相制約。若心腎失調，可出現心悸、心煩、失眠、耳鳴耳聾、腰膝痠軟等症。

【治法】宜養心腎，選用六味地黃湯加五味子、酸棗仁、法半夏。若兼夢遺加蓮鬚、芡實；若虛火旺而致失眠甚宜加黃連、肉桂心（黃連味苦入心，清心火為主藥；稍加肉桂入腎，以引火歸原，作為反佐；以交通心腎。方名交泰丸）。

神經症屬於心腎不交的，亦可用上法治療。

5. 膀胱濕熱

【主證】發熱或惡寒，尿頻，尿急，尿痛，或小便淋

瀝，或尿突然中斷，尿色混濁或有膿血，或內有砂石，舌苔黃或黃膩，脈數。

【分析】膀胱濕熱，內熱盛故發熱；若兼表證則見惡寒；膀胱濕熱下注，引起排尿障礙，故見尿頻、尿急、尿濁、尿痛，小便淋瀝；濕熱內蘊日久，則尿有砂石；濕熱過盛，則尿見膿血。

苔黃膩、脈數均是濕熱證之象。

【治法】宜清熱利尿，可用八正散加金沙藤、葉下珠、金絲草。

若內有砂石加金錢草、海金沙；若尿血加涼血止血藥，如生地黃，大、小薊，白茅根，紫珠草等。

泌尿系感染或結石、急性前列腺炎屬膀胱濕熱者，可用上法治療。若尿瀦留屬膀胱濕熱的，可用八正散，或加耳針（腎區、膀胱區）治療。

若屬於腎氣虛的用金匱腎氣丸加牛膝、車前子治療。

腎與膀胱辨證論治要點：

（1）腎病少實證、無表證。腎寒為陽虛所致，腎火旺為陰虛所致。根本的治療在於補腎陽、滋腎陰。

腎主藏精，故補陽之法，常在補陰的基礎上加補陽之藥，如補腎陽的名方「金匱腎氣丸」，即在滋腎陰的六味地黃丸基礎上，加附子、肉桂以溫腎陽。若陽虛過甚，也可專用扶陽以配陰，但此法只能暫用，不宜久用，否則極易轉化為陰虛之證。

（2）膀胱與腎相表裡，因此膀胱之虛寒證，宜補腎陽以治本。治膀胱濕熱，可直接清利膀胱。

臟腑辨證舉例

病例一　脾腎陽虛（水泛）

徐某，男，20歲，西醫診斷慢性腎炎。一年來水腫反覆發作。現主症為：全身水腫，食慾減退，噁心腹脹，畏寒肢冷，倦怠無力，腰膝痠軟，尿少，便溏，舌淡，苔薄白，脈沉弱。

【分析】腎主水，此病水腫反覆發作，與腎有關。其他症狀如腰膝痠軟，晚上口乾，尿少，是腎虛的證候；食慾減退，噁心腹脹，倦怠無力，便溏，是脾虛的證候；畏寒肢冷，舌淡苔薄白，脈沉細，是陽虛的表現。

綜合分析，本病是水腫之脾腎陽虛證。治療用溫補脾腎法，選用茯苓皮、黃耆、澤瀉、白朮、生薑皮、山藥、熟附子、桂枝（或肉桂心）等藥。前六味健脾行水，後二味溫補腎陽。

病例二　心氣血虛兼血瘀

張某，女，34歲。西醫診斷為風濕性心臟病（活動期），二尖瓣狹窄及閉鎖不全、充血性心力衰竭 II 級。心界擴大，貧血。患者面色不華，心悸，心前區憋悶，稍一活動則心悸加甚，咳嗽氣喘，或痰中帶血絲，語聲低沉，午後潮熱，或有盜汗，頭暈眼花，口乾喜熱飲，舌質紫暗，苔薄少津，脈細數無力。

【分析】本病為心悸，心前區憋悶，氣喘，聲低，是心氣不足的證候；潮熱，盜汗，頭暈眼花，脈細數，是心

血虧虛的證候；舌質紫暗，咳咯血絲，是兼有瘀血所致。

綜合分析，本病為心氣血虛兼血瘀之證。治療用補心氣，養心血，通瘀阻法，選用黨參、丹參、酸棗仁、遠志、炙甘草、當歸、赤芍、浮小麥、桃仁、紅花等藥，另加針刺療法。其中黨參、炙甘草補心氣；當歸、丹參養心血；酸棗仁、遠志、浮小麥養心安神；桃仁、紅花、赤芍活血化瘀。

病例三　心腎不交

熊某，男，25歲。西醫診斷為神經衰弱。近一年來，因精神過度緊張出現失眠，逐漸加重，有時徹夜不眠，有時勉強入睡，但多夢，偶見遺精。

平時健忘，頭脹，胸悶，心悸，腰痛，舌苔薄白，舌尖紅，脈細略數。

【分析】心悸、健忘、頭脹、胸悶、舌尖紅、脈細是心陰不足之象，腰痛、遺精、失眠、多夢、脈弦是腎精不足之象。

綜合起來，本證為心腎不交。治以滋腎養心、交通心腎之法，用六味地黃湯加酸棗仁、五味子、半夏、柏子仁等藥。六味地黃湯滋養腎陰；酸棗仁、五味子、柏子仁養心陰；半夏有和胃安神的作用。

病例四　肝陰不足

陳某，女，39歲。西醫診斷為慢性肝炎。病已5年，脅痛，胃納差，脘腹滿悶，食後更甚，噯氣，急躁易怒，

目赤，尿短黃，大便乾結，夜眠不安易醒，舌紅，無苔，脈弦細。肝功能檢查：轉氨酶升高。

【分析】脅痛，急躁易怒，目赤，尿短黃，大便乾結，夜眠不安，舌紅無苔、少津，脈弦細，是肝陰不足的證候。胃納差，脘腹滿悶，噯氣等，是肝氣犯脾之證。治以養肝陰、疏肝氣，方選一貫煎，以沙參、麥冬、地黃、枸杞子養肝陰；當歸和肝血，川楝子疏肝氣。

病例五　肺氣虛兼血熱

顧某，女，31歲。西醫診斷為慢性蕁麻疹。分娩後第3天，周身散出風疹塊，經治未癒。一發病時，周身出現紅色粟粒樣皮疹，微隆起皮面，色紅，以上肢屈側為甚，常發於午後，抓後迅速隆起而成風團，瘙癢異常。平時易出汗，飲食二便如常。舌紅苔薄黃，脈弦細無力。曾連服疏風清熱涼血藥2劑未癒。

【分析】初診認為皮膚出現風疹塊，是因風邪而發，舌紅苔薄黃主熱，風疹又往往與血熱有關，故診斷為血熱兼風。

用薄荷、蟬蛻、牛蒡子、生地、赤芍、金銀花、連翹等疏風涼血清熱之藥治療，但連服2劑，症狀不僅未能控制，散發之疹，反較前更甚。

再細問病史，知其產後汗出多，稍勞及熱飲後，便汗出淋漓，這是肺衛之氣不固所致。由於平時一向易出汗，脈雖弦而細無力，可見肺氣素虛，現經產後，肺衛更虛，又因血分有熱，血熱生風，故出風疹塊。前方再用疏

風之藥，使肺衛更虛，故出疹更多，改用固表涼血法，以玉屏風散加涼血藥治療（黃耆、白朮、防風、生甘草、大生地、赤芍、首烏、紫草）。服3劑之後，皮疹大為減少，汗出亦有改善，再照上方服數劑而癒。

小　結

　　臟腑辨證是中醫最常用的一種辨證方法，它所得出的結論，是一個全面的具體的診斷，可以作為治療的依據。臨床應用時應著重把握如下三點：

　　①根據八綱辨證的原則，具體分析四診所得的材料，準確地概括疾病的性質，是陰是陽，是寒是熱，是虛是實，是表是裡；

　　②根據臟腑的生理病理特點，結合臨床所見，弄清疾病所在的部位和病因（即弄清病在哪一經哪一臟腑，病在氣在血，是由什麼病邪所引起）；

　　③根據中醫的治療原則，合理選用治法與方藥。

　　因此，學習臟腑辨證論治時，應當全面聯繫臟腑經絡、四診八綱、病因，以及治法方藥等，務求靈活運用，舉一反三。

第九章　溫病的辨證論治

學習目的│掌握溫病衛、氣、營、血四個階段的證候特點和治療原則。

溫病是指外感六淫、疫癘之氣所引起的以發熱為主要特徵的病證，起病急，相當於西醫上各種傳染性及非傳染性的急性發熱疾病。

溫病的辨證，歷來有六經、三焦、衛氣營血三類，它們各有長處，也各有短處。本章主要以常用的衛氣營血辨證為主，並結合六經、三焦辨證的部分內容，加以介紹。

一、衛、氣、營、血辨證論治

衛、氣、營、血是人體正常結構功能的一部分。但在患溫病後，衛、氣、營、血都會發生相應的病理改變，而且有一定的規律，於是人們就借用衛氣營血來概括溫病四個不同階段的證候類型，藉以說明溫病發展過程中病位的深淺、病情的輕重、病勢的進退，為溫病的治療提供依據。因此這裡所講的衛、氣、營、血的含義與其在生理上的含義不相類同。

衛氣營血辨證論治有以下四個要點。

1. 辨別病變部位

溫病的衛分階段相當於八綱辨證的表證；氣、營、血分階段相當於八綱辨證的裡證。

衛分病多侵犯肺衛、四肢、頭面鼻喉；氣分病多侵犯肺、脾及胃、大腸、膽等；營分病多侵犯心與肝；血分病多侵犯心、肝、腎。

2. 區分病程階段

把溫病分為衛、氣、營、血四個階段。衛分病的特徵是發熱或惡寒，頭痛，舌苔薄白，脈浮或浮數；氣分病的特徵是壯熱（高熱）不惡寒，汗出，口渴喜飲，舌紅苔黃，脈洪數或沉實；營分病的特徵是發熱夜間更高，煩躁，神志半昏沉，譫語，口不甚渴，或見皮膚上隱現斑疹，舌絳少苔或無苔，脈細數；血分病的特徵是在營分病特徵的基礎上更見神志不清，或躁擾發狂，皮膚斑疹明顯，甚至見吐血、便血、尿血等出血症狀，舌質絳或紫而乾，無苔，脈沉細數。

3. 認識傳變規律

溫病的發生，一般先從衛分開始，按衛分、氣分、營分、血分的順序，由表及裡，由輕到重，這是一般的傳變順序。

有時疫病並不一定按這個順序發生傳變，如有的疫病進展迅速，一發病就在氣分甚至在營分、血分（稱為「伏邪」內發）；或由衛分直接傳至營分、血分；或兩分兼病；或病已傳入營分、血分，而衛分、氣分疾病症狀並未消退，即衛、氣、營、血同病。

凡此種種，皆取決於人體的抵抗力、反應性及病邪的性質，有時亦與治療、護理是否妥當有關。

4. 確定治療方法

衛分病宜解表，氣分病宜清氣，營分病宜清營洩熱，血分病宜涼血解毒。

下面介紹溫病各個階段的辨證治療。

（一）衛分病

衛分病是溫病的初期階段，其特徵是：發熱、惡寒，頭痛身痛，舌苔薄白，脈浮。由於發病季節、病邪性質以及人體反應性的不同，衛分病可分為下面五種類型。

1. 風溫表證

【主證】具有衛分病的特徵，但發熱重而惡寒輕，並有鼻塞，流涕，咳嗽，口微渴，舌邊尖稍紅，脈浮數。

【分析】本證多發生於冬春兩季，由於風溫外邪侵犯肺衛而發病。溫邪屬熱，故發熱較重，舌邊、舌尖紅，脈數；熱邪傷津，故口渴。相當於八綱辨證中的表熱證。

【治法】辛涼解表，常用銀翹散。

加減法：惡寒輕者，荊芥、淡豆豉的用量要少；發熱重者，金銀花、連翹的用量要加大；口渴者可加天花粉；咳嗽明顯的加苦杏仁，或改用桑菊飲。鼻衄、咳血是熱傷血絡、肺絡，應去荊芥、淡豆豉，加草根、山梔子、茜草根；咽痛頸腫，耳前後腫是瘟毒所致，應加川馬勃、玄參、板藍根；胸膈滿悶者是夾有內濕，可加藿香、鬱金；若見皮膚出紅疹，發熱盛，應去荊芥、淡豆豉、薄

荷,加丹皮、生地黃、大青葉。

感冒、急性結膜炎、急性扁桃體炎、急性支氣管炎、流行性腮腺炎、流行性腦脊髓膜炎等病的早期,表現有風溫表證症狀的,都可按本法治療。

2. 暑濕表證

【主證】具有衛分病的特徵,並有身重脘悶,無汗或微汗,舌苔白膩,舌質稍紅,脈濡數。

【分析】本證多發生於夏季,多因於夏日傷暑,復因乘涼飲冷,以致暑為寒濕所遏而發病。寒鬱肌表,則惡寒無汗;暑為火邪,故發熱脈數;暑傷津液,故舌質稍紅;暑多兼濕,故身重脘悶,脈濡。

【治法】解表清暑,常用新加香薷飲。流感、感冒、日本腦炎等早期表現有此症狀的,可按本法治療。

3. 濕溫表證

【主證】具有衛分病的特徵,並有頭脹重,肢體沉重,關節痠痛,舌苔白膩,脈濡緩。

【分析】本證多發於雨水多的季節,由於濕熱之邪侵犯衛表而發病。濕性重著、黏滯,故見頭脹體重、舌苔白膩等。

【治法】解表化濕,常用三仁湯加藿香、佩蘭。傷寒、傳染性肝炎、鉤端螺旋體病、泌尿系感染、流感、感冒等病的早期,表現有濕溫表證症狀的,可按本法辨證治療。

4. 秋燥表證

【主證】具有衛分病的特徵,並有乾咳、口乾、咽

乾、鼻乾，舌苔薄白而乾，脈浮而細。

【分析】本證多發於秋季，由於燥邪侵犯肺衛而發病。燥邪最易傷肺傷津，故見乾咳、口乾、咽乾、鼻乾。秋燥中惡寒較重，脈浮而緊的為涼燥；發熱較重，口渴，脈浮而數的為溫燥。

【治法】涼燥宜散寒解表，宣肺潤燥，常用杏蘇散；溫燥宜辛涼解表，宣肺潤燥，常用桑杏湯。涼燥、溫燥傳入氣分，化為燥熱，治療宜清肺潤燥，常用清燥救肺湯。

感冒、小兒麻痺症、白喉等病的早期，表現有本證症狀的，可按本法治療。

5. 風寒表證

本證相當於八綱辨證中的表寒證，也就是六經辨證中的太陽經病證。多發於冬季，多由於風寒邪氣侵襲衛表所致。治療宜辛溫解表，表寒實證用麻黃湯或荊防解表湯；表寒虛證用桂枝湯調和衛表。

感冒等病出現風寒表證症狀的，可按本證治法治療。

上述五型中，以風溫表證較為多見。舌苔由白轉黃，是衛分傳入氣分的主要標誌。暑溫表證（不夾寒邪的）傳變較速，所以它的衛分病程往往很短，其次是風溫、濕溫、秋燥；傳變較慢的是風寒表證。

（二）氣分病

氣分病是溫病的第二階段，它的特徵是發熱高、不惡寒，口渴，舌紅苔黃，脈數。病邪侵入氣分，邪氣盛而正氣亦盛。「氣有餘便是火」，故出現氣分熱證。除濕溫

外，各型衛分病傳入氣分後均可化為氣分熱證，可不再區分風、寒、涼、燥。

臨床常見的氣分病有以下六種：

1. 氣分熱盛（熱在氣分）

【主證】具有氣分病的特徵，並出現大熱、大渴、大汗、脈洪大，舌苔黃乾，面赤，有的患者可有譫妄抽搐。

【分析】本證為氣分熱盛，故大熱面赤。裡熱迫津，則大汗。大熱大汗傷津則大渴，舌苔黃乾。熱擾心神則譫語，熱極生風則抽搐。

【治法】清熱生津，常用白虎湯。如伴有胸悶身重，渴不多飲，舌苔膩，是兼有濕濁，應加用芳香化濕的藥物如佩蘭、藿香等；有譫語者可加入連翹、麥冬、竹葉卷；有抽搐者可加入地龍、鉤藤；如邪熱太盛，汗出太多，而見口渴、脈洪大而無力的為熱傷津氣，可加用益氣生津的西洋參或孩兒參，或改用王氏清暑益氣湯。

流感、日本腦炎等常出現此證者，可按此法治療。

2. 痰熱阻肺（痰熱壅肺）

【主證】具有氣分病的特徵，並見咳嗽，胸痛，痰多而黃稠，氣喘，脈滑數。

【分析】本證為熱邪傷肺，熬灼津液而成黃痰。痰熱阻肺，肺失宣降，則喘咳胸痛。

【治法】清肺洩熱，化痰平喘，常用麻杏石甘湯加牛蒡子、冬瓜仁、連翹、黃芩。口渴甚者加蘆根、天花粉；便秘腹脹者加大黃、瓜蔞仁。

急性支氣管炎、大葉性肺炎等病表現有此症狀的，

可按本法治療。

3. 胃腸實熱（熱在胃腸）

【主證】高熱或午後潮熱，大便秘結或腹瀉黃臭稀水，腹部脹滿，腹痛拒按，煩躁譫語，手足多汗，舌紅苔黃燥或灰黑起刺，脈沉數有力。

【分析】本證為熱邪入裡與積滯相結而成胃腸實熱。裡熱盛，津液傷，則高熱或午後潮熱，手足多汗，舌紅苔黃燥或灰黑起刺。

熱擾心神則譫語。燥屎結於腸中，則腹部脹滿、腹痛拒按，或大便秘結，或瀉黃臭稀水。

【治法】瀉下洩熱，常用大承氣湯。腹脹痛較重者加大枳實、厚朴用量；大便燥結甚者加大大黃、芒硝用量；口乾舌燥甚者加生地黃、麥冬。一般服藥1~2劑，達到瀉下之後，應改變治法，隨證用藥。

流感、日本腦炎等病的中期、極期，如出現此症狀，可按本法治療。

4. 氣分濕溫（裡熱夾濕、濕熱內鬱）

【主證】具有氣分病的特徵，並有身重胸悶，腹部脹滿，渴不欲飲，精神淡漠，重聽，小便短澀（不暢），大便不爽，舌紅，苔黃白厚膩，脈弦緩。有的可能伴有腹瀉或皮膚出現黃疸、白㾦、紅疹，或出現神昏、譫語。

【分析】本證由於濕熱阻滯氣分所致。白㾦即是汗疹。是皮膚上出現的小粟粒狀白色透明的疹子，由於濕熱內鬱，汗出不徹而生，多出現於頸項、胸腹的皮膚。在判斷預後上，白以飽滿光澤為順，乾枯灰暗為逆。神昏、譫

語而舌紅苔黃白厚膩，是濕熱挾痰濁蒙蔽心竅所致，與熱入心包之昏迷不同。

【治法】清氣化濕，常用甘露消毒飲。如有大熱口渴，為熱多濕少，可加石膏、知母；如發熱不高，口不渴，為濕多熱少，可加佩蘭、白蔻仁；有黃疸者可加茵陳、雞骨草、田基黃；痢疾者可改用葛根芩連湯。神昏譫語者可改用菖蒲鬱金湯（石菖蒲、鬱金、炒山梔、連翹、菊花、滑石、丹皮、淡竹葉、牛蒡子、竹瀝、生薑汁、玉樞丹）以清熱化濕，滌痰開竅。濕溫病病程較長，病情複雜。痰證者，濕為陰邪，其性黏滯，易傷陽氣，治療上切不可過用寒涼或誤用滋膩的藥物。

傷寒、鉤端螺旋體病、傳染性肝炎、急性細菌性痢疾等表現有氣分濕溫證的，可按本法治療。

5. 氣衛同病

具有氣分病的特徵，同時又有惡寒身痛等衛分病證的，為氣衛同病，是表邪未解又傳入氣分所致。

中醫常說：「有一分惡寒，就有一分表證。」是指惡寒在表證診斷上的重要意義。氣衛同病，治療用解表清氣法。如流感患者，如臨床表現有表熱和裡熱症狀的，可用白虎湯合銀翹散；如表現為表寒和裡熱症狀的，可用柴葛解肌湯。這些都是表裡雙解的方法。

6. 半表半裡

【主證】寒熱往來，胸脅滿悶，噁心，食慾不振，心煩，口苦咽乾，目眩，舌苔白，脈弦。

【分析】本證是病邪侵犯膽經，邪正交爭於表裡之間

所致。原屬六經辨證中的少陽病。

【治法】宜用和解法，常用減味小柴胡湯（柴胡、黃芩、法半夏、甘草、生薑）。口渴可去半夏，加天花粉、竹茹；寒證明顯者加桂枝，熱證明顯者加黃連；如兼有便秘、腹脹痛，可改用大柴胡湯。

流感、膽管感染、瘧疾等病表現有本證症狀的，均可按本法治療。瘧疾者還可加入常山、草果。

（三）營分病

營分病一般由氣分或衛分傳變而來，但也有一發病即在營分的。若治療及時，可以透熱轉出氣分；營分病進一步侵犯心與肝，可出現熱入心包和熱動肝風的症狀。

1. 營分病（熱在營分、熱入營分）

【主證】夜晚發熱較甚，口不甚渴，躁擾不安或譫語，或出現隱隱斑疹，舌絳無苔，脈細數。

【分析】本證是邪熱入營，營陰受損，故夜晚發熱較高，舌絳無苔，脈細數。熱蒸營陰上升，故口不甚渴。熱擾心神，則煩躁不安或譫語。熱入脈絡，則斑疹隱隱。

【治法】清營洩熱，常用清營湯。

日本腦炎、流行性腦脊髓膜炎及其他各種嚴重感染有營分證症狀表現的，均可按本法治療。

2. 衛營同病（營熱兼表證）

營分病兼有頭痛、身痛、惡寒等衛分症狀的叫衛營同病。

治療用清營洩熱兼辛涼解表，如清營湯合銀翹散。

3. 氣營同病

營分病,如出現氣分證及舌絳伴黃白舌苔的,為氣營同病。治療宜清氣涼營,可用白虎湯合清營湯加減。

4. 熱入心包

【主證】除具有營分病的特徵外,伴有不同程度的意識障礙,如表情淡漠,語言艱澀(困難),反應遲鈍,幻聽幻視,抓空摸床,神昏譫語,甚至深度昏迷,大小便失禁等,舌絳,脈滑細數。有的患者可能出現抽搐。

【分析】此證由於熱邪侵入心包,阻閉心竅所致,可稱為「閉證」。

【治法】清營洩熱,清心開竅,常用清營湯加紫雪丹或加安宮牛黃丸或至寶丹。有抽搐者可加地龍、鉤藤之類。

安宮牛黃丸、紫雪丹、至寶丹都有清心開竅作用。清心作用以牛黃丸為最強,紫雪丹次之,至寶丹較弱;開竅作用以至寶丹最強,牛黃丸、紫雪丹次之。此外,安宮牛黃丸尤長於化痰解毒,紫雪丹更能鎮痙熄風。但這些藥物較貴,一般情況可以不用,而在清熱劑中酌加石菖蒲等開竅藥代替,並配合針刺,即可收效良好。

各種腦炎、腦膜炎、敗血症及中毒性菌痢、中暑等病,表現為熱入心包證的,均可按本法治療。

5. 熱動肝風(熱極生風)

【主證】高熱,躁擾不安,抽搐,或四肢拘急,項強,角弓反張,舌歪舌顫,脈弦數,舌質紅(屬氣分)或絳(屬營分),有時伴有昏迷。

此證可出現於氣分或營分、血分，但以營分、血分較為多見。

【治法】清熱熄風。氣分或營分、血分病者，可在相應方中加入清熱熄風藥如地龍、鉤藤、白菊花、白芍、止痙散之類。

腦炎、腦膜炎以及各種傳染病，併發中毒性腦病者，均可按本法治療。

（四）血分病

血分病是溫病的危重階段，此時病邪仍盛而正氣已衰。

1. 血分病（熱在血分）

【主證】高熱，出血（如吐血、咯血、衄血、尿血、便血），出現紫黑斑疹，狂躁，譫妄或神昏，抽搐，舌質絳紫，無苔，脈細數。

【分析】本證是邪入血分。血熱熾盛，故有高熱、舌質紫絳無苔、脈細數。熱邪迫血妄行，則出血或斑疹顯現。熱擾心神，則狂躁譫語或神昏。熱極生風則抽搐。

【治法】清熱涼血解毒，常用犀角地黃湯（犀角可用水牛角1~2兩代替）。出血多者，可加旱蓮草、仙鶴草、紫珠草等；出紫黑斑疹者，加玄參、大青葉。如舌絳紫藍，伴胸痛或腹痛拒按，狂躁不安者，為血熱挾瘀，需在上方加入一些祛瘀活血藥，如桃仁、丹參之類。

斑和疹都是出現於肌膚表面的一種紅色斑點。斑疹以紅潤、鬆浮、稀疏為順；紫暗、緊束、稠密為逆。斑疹

紫黑暗晦，壓之不退色，並伴有舌絳的，是病邪入血的標誌。

傷寒、粟粒性肺結核、鉤端螺旋體病、敗血症等合併各種出血，表現為血分病證的，可按本法治療。

2. 表裡熱毒（熱毒內盛）

【主證】寒戰高熱，頭痛劇烈，視物模糊，全身劇烈疼痛，呼吸困難，躁擾不安，譫妄狂躁，甚至神志不清或抽搐，有的可伴有吐血、咯血、衄血或尿血、便血，皮膚出現紫黑斑疹，舌絳，舌苔焦黃起刺，脈洪大而數或沉細而數。

此證多由瘟疫熱毒充斥表裡，衛氣營血俱病所致。

【分析】清解表裡氣血熱毒，常用清瘟敗毒飲。患者脈越沉細，表示熱毒內陷越深，用藥劑量應加大。氣血兩燔（是熱毒蘊結在氣分和血分，證見高熱、口渴，發斑或衄血，舌絳苔黃，脈數或細數），治療可參考本證，或用玉女煎加減（去牛膝、熟地，加細生地、玄參）。

敗血症、流行性腦膜炎、鉤端螺旋體病以及其他重症傳染病出現上述症狀表現的，可按本法治療。

二、溫病的傷陰傷陽

溫病最易損傷陰液，輕則傷津，重則傷陰，甚至亡陰。治療上要時刻注意保護和滋養陰液，所謂「存得一分陰液，便有一分生機」。

保護津液的一般方法，是在衛分不宜過汗；在氣分

（胃腸實熱）宜急下；不見濕象，慎用苦燥、溫燥等藥。

其處理方法如下。

1. 傷津

可見於衛分、氣分病，表現為口乾、口渴、口中唾沫黏連如絲，舌苔乾，脈數等，可見於高熱脫水患者。治療宜在方中加入蘆根、天花粉、梨皮、甘蔗汁之類生津藥。高熱已退，仍口乾舌燥、食慾不振或乾咳的，可用益胃湯（沙參、麥冬、生地、玉竹、冰糖）或沙參麥冬湯。

2. 傷液

多見於血分病的末期，患者表現為消瘦疲倦、面紅身熱、手足心更熱、口乾舌燥、齒焦唇裂、咽痛耳聾、腰痛、膝軟、足腫、舌紅絳而乾萎、脈細數無力等真陰虧損證候。有的伴有心悸心慌、多汗易驚、脈結代等心脈虛損證候（可見於心肌炎）；有的伴有手足顫動、拘攣、舌顫等陰虛風動的證候（如日本腦炎後遺症）。傷陰宜滋陰，常用加減復脈湯治療。伴有心脈虛損及陰虛風動的可用三甲復脈湯。如果夜熱早涼，能食而消瘦，是邪留陰分之故，可用青蒿鱉甲湯滋陰清熱。

3. 亡陰

由於真陰已傷而邪熱不退，或誤汗誤下，陰液亡失而致。表現為身熱大汗，汗鹹不黏，面紅口乾渴，常有牙齦出血，舌紅絳而乾萎，脈虛數而無力。多見於重症傳染病晚期，宜急服加減復脈湯加吉林參、龍骨、牡蠣、童便（5歲以下小孩的中段尿，有滋陰降火、涼血散瘀作用）之類滋陰益氣，斂汗固脫。

4. 亡陽

可發生於氣分或營分、血分，多為熱毒深重，邪盛正虛發展而成。如發熱患者，突然大汗淋漓，冷汗如油，汗淡而黏膩，肢厥身冷，氣息微弱，舌淡白潤，脈微若絕，便是亡陰證候。這是陽氣突然亡失，生命垂危的表現。

亡陽相當於繼發性休克，可見於暴發性流行性腦脊髓膜炎、敗血症、中毒性菌痢等並發循環衰竭時，治療宜回陽救逆、補氣固脫，常用四逆湯加吉林參、黃耆、龍骨、牡蠣、五味子之類，並配合用針灸搶救。

此外，由於溫病傷陰傷陽，可見臟腑虛弱、功能失調，故病癒後多呈各種虛弱狀態。此外，由於臟腑功能失調產生的痰飲，可阻閉清竅，阻塞經絡，而引起昏迷不醒、痴呆、癱瘓、聾啞、流涎，或大小便失禁等後遺症。因此，對後遺症的治療要結合臟腑辨證，或補益臟腑陰陽氣血，或用化痰開竅通絡等方法，並配合用針刺治療。

溫病辨證舉例

病例一　徐某，三天來全身不適，發熱頭痛，微惡風寒，鼻塞流涕，輕度咳嗽，痰白而稠，舌苔薄白，舌邊尖紅，脈浮數。

【分析】發熱、惡寒、脈浮是衛分病表現，鼻塞、流涕、咳嗽是病邪侵犯肺竅，舌紅脈數是熱象。綜合分析，診斷為風溫表證，治療宜選用辛涼解表宣肺法，方用銀翹散加減。

　　病例二　王某，女，患兒2日來精神睏倦，煩躁頭痛，時而欲吐，不願說話，不想進食，口渴多汗，小便短赤，大便乾。查體溫39.8℃，脈洪大而數，面紅目赤唇乾，舌紅苔黃乾，多汗，項強，四肢拘急。

　　【分析】發熱煩躁，口渴，舌紅苔黃脈數，是屬氣分病的特徵；高熱，口渴，多汗，脈洪大，是氣分熱盛的表現；唇乾，舌乾，口渴為熱盛傷津；項強，四肢拘急是熱盛引動肝風，時而欲吐是肝風犯胃。

　　綜合辨病為氣分熱盛傷津，熱動肝風，治療宜清氣生津、清熱熄風，方以白虎湯為主，加板藍根、天花粉、竹茹、菊花、地龍、鉤藤。

　　病例三　痲疹患兒李某，2歲，發病第6天，高熱，口渴，手足冷，嗜睡，咳嗽，大便黃爛而臭，小便短赤，體溫40.8℃，呼吸粗而速38次/分，精神睏倦，頭面軀幹滿佈深紅皮疹，間見融合成片，壓之退色，四膚皮疹稀疏，肘膝以下無疹，面青目赤，眼眵多，舌紅絳苔黃，唇乾咽紅，指紋紫，達於氣關，脈滑數。

　　【分析】高熱，舌絳為病已入營；舌絳而仍有黃苔，是氣分之邪未盡；疹色深紅，高熱，指紋紫是熱毒甚重。肘膝以下無疹是熱毒內鬱，未能透發，熱鬱較深，故見面青肢冷等假寒證。綜合辨病為氣營同病，麻毒內鬱。治療宜清氣涼營透疹，以紫草紅花飲（紫草、連翹、紅花、金銀花、大青葉、浙貝、紫花地丁、淡竹葉、垂絲柳、甘草），或清營湯合白虎湯加減。

小　結

　　本章介紹了溫熱病衛氣營血辨證治療的四個要點和溫熱病四個階段的辨證治療方法。在辨證方面，舌診占著重要地位，根據舌苔的變化可以辨別病在衛分或在氣分，同時可以判斷津液的存亡；看舌質的變化可以辨別病在營分或在血分，同時可以判斷陰液的盛衰。對於溫熱病中不同階段出現的症狀如發熱、口渴、出汗、斑疹、白、昏迷、抽搐等，學習時要進行鑑別對比，掌握其不同特點，對辨證有很大幫助。如發熱，有發熱惡寒、發熱不惡寒、寒熱往來、高熱惡熱、潮熱、發熱夜甚、手足心熱、夜熱早涼等多種症狀，症狀不同，病證的診斷和治療也就不同。

　　在治療方面，要注意到溫熱病總以「熱化」為特徵。除風寒表證及亡陽證外，其餘一律禁用辛溫藥。熱邪最易傷陰，治療上必須時刻顧護陰液；濕邪易傷陽氣，故治療濕溫病時，不能過用苦寒和誤用滋膩的藥物。現將衛氣營血辨證論治的要點，再歸納列表於下。

表 4 ◆ 溫病衛氣營血辨證治療要點表

	衛分病	氣分病	營分病	血分病
八綱辨證	表	裡	裡	裡
病變部位	肺衛、四肢頭面、喉鼻	肺、脾、胃、大腸、膽	心、肝	心、肝、腎
主證	舌苔白，脈浮，發熱惡寒，頭痛身痛，鼻塞咳嗽等衛、肺系症狀	舌紅，苔黃，脈洪數或沉實，發熱不惡寒，便秘，黃疸，咳喘等六腑及肺脾症狀	舌絳，少苔或無苔，脈沉細數，發熱夜甚，斑疹隱現，神志半昏沉，譫語或抽搐等心肝症狀	舌絳紫，無苔，脈細數，發熱夜甚，斑疹明顯，神昏抽搐，各種出血等真陰虧損症狀
治法	清熱解表，宣肺	清氣、化濕、瀉下、和解、生津	清營、開竅、熄風	涼血止血、滋陰、熄風
常用方劑	銀翹散、桑菊飲、新加香薷飲、三仁湯加味、杏蘇散、桑杏湯、麻黃湯、桂枝湯	白虎湯、麻杏石甘湯、大承氣湯、大小柴胡湯、甘露消毒飲	清營湯、安宮牛黃丸、至寶丹、紫雪丹、止痙散	犀角地黃湯、清瘟敗毒飲、加減復脈湯、青蒿鱉甲湯、三甲復脈湯
傳變順序	衛→氣→營→血			

附：六經辨證和三焦辨證

關於溫病的辨證一般分衛氣營血辨證、六經辨證和三焦辨證三種。根據臨床體會和近年來的文獻報導，在診治溫疾病時，多採用衛氣營血辨證，故我們在上面重點介紹了衛氣營血辨證，在這裡僅對六經辨證、三焦辨證作一簡述，以供讀者參考。

（一）六經辨證

六經包括太陽經、陽明經、少陽經、太陰經、少陰經和厥陰經，原是經絡的名稱。以後借用它來概括傷寒病發展過程中六個階段的變化，成為傷寒病辨證論治的綱領。

1. 太陽病

太陽病主要分「經證」與「腑證」兩類。

（1）太陽經證是病邪侵犯肌表，又分「中風」與「傷寒」兩種。中風為表虛證，傷寒為表實證。

太陽病「中風」：證見發熱惡風、汗出、頭項強痛、脈浮緩，治療用解肌發表之法，以桂枝湯為主方。

太陽病「傷寒」：證見惡寒發熱、無汗、骨節疼痛、脈浮緊，治療用發汗解表之法，以麻黃湯為主方。

（2）太陽腑證：是因表邪不解，內傳「膀胱」引起。如證見發熱惡風、小便不利、消渴或水入即吐的，是為膀胱「蓄水」證；如證見少腹硬滿、小便自利、如狂發狂的，是為膀胱「蓄血」證。

2. 陽明病

陽明病由太陽傳經而來，表現為胃腸實熱，分為陽明經證和陽明腑證兩個類型。

（1）陽明經證：高熱、大渴、出汗、脈洪大者，用清裡熱法，以白虎湯為主方。

（2）陽明腑證：潮熱、出汗、腹滿而硬、大便秘結、譫語神昏、循衣摸床、脈沉實者，為陽明腑證，用通腑瀉熱法，以大承氣湯為主方。

3. 少陽病

少陽病的主要症狀為寒熱往來，胸脅滿悶，心煩喜嘔，口苦咽乾，目眩，舌苔白，脈弦。病在太陽與陽明之間，稱半表半裡膽熱證，治療用和解表裡法，以小柴胡湯為主方。

4. 太陰病

太陰病大多是從三陽病傳變而來，也有外邪直中太陰。外邪入裡，化為寒濕，證見四肢倦怠、肌肉痠痛、脘腹脹滿、不思飲食、大便溏洩、口不渴、舌淡苔白、脈緩。太陰病為脾虛寒濕，治療用溫中散寒法，以理中湯為主方。

5. 少陰病

少陰病可由他經傳來，也可直中，為心腎虛衰嚴重階段。

主要症狀為無熱惡寒，脈微細，但欲寐（欲睡不得，似睡非睡），四肢厥冷，小便清長，治療用回陽救逆法，以四逆湯為主方。

6. 厥陰病

厥陰病的主要症狀是四肢厥冷，寒熱交錯，下利吐噦，口渴咽乾，吐蛔。此為傷寒病後期，肝與心包病，病情比較複雜，治療應溫清並用。如屬蛔厥者可用烏梅丸之類。

傷寒病的一般傳變規律是：陽經多從太陽經開始，然後傳入陽明或少陽；如正氣不足，也可傳入陰經。陰經多從太陰開始，然後傳入少陰、厥陰。但病既可發於陽，亦可發於陰。既可順經而傳，亦可越經而傳（如太陽病可傳至太陰）；可兩經合病（如太陽、陽明合病）或併病（如太陽、少陰同病）。

（二）三焦辨證

三焦辨證是以三焦之名來概括溫病發展過程中的三種證候類型。

1. 上焦證候

包括肺和心包病的症狀。如發熱惡寒、咳嗽、氣喘、脈浮等是肺系疾病的症狀。若逆傳心包，則出現神昏、譫語、舌強、肢冷等為心包病的症狀。

這是溫病的早期，相當於衛分證候及逆傳營血的證候。

2. 中焦證候

包括胃、腸及脾病的症狀。如發熱不惡寒反惡熱、面紅目赤、便秘尿少、舌苔黃等是熱在胃腸的症狀。發熱不高、胸脘痞悶、噁心、便溏、身重倦怠、舌苔膩、脈緩

等是脾蘊濕熱的症狀。

這是溫病的極期，相當於氣分證證候。

3. 下焦證候

包括肝腎病的症狀。如邪熱耗傷腎陰，可見手足心熱、咽乾、心煩不寐等症狀。腎陰虧虛導致肝陰虧虛，肝風內動可見手足抽動、四肢冰冷等症狀。

這是溫病的末期，相當於血分證證候。

三焦辨證認為，溫病首先侵犯上焦，並由上焦向中焦、下焦傳變。

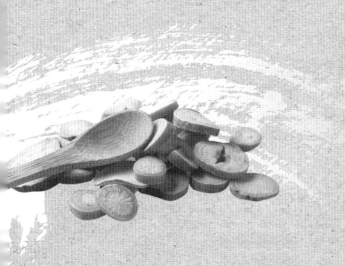

診法與方藥

第一章 診療原則

◆

學習目的 │ 瞭解疾病的治療原則，指導臨床處方用藥。

一、調動醫患對方的積極性

醫務人員與患者的關係：治療疾病，只有醫務人員的積極性，而無患者的積極配合，肯定很難達到治療的效果；只有充分調動雙方的積極性，才能把疾病治好。醫務人員要全心全意地為人民服務，在技術上精益求精，敢於攻克醫學上的難點，敢於攀登醫學高峰。患者也應積極參與治療，主動配合醫護人員，積極治療疾病。

在很多疾病的治療中，我們發現，充分調動醫患雙方的積極性，有利於促進疾病的恢復。如中西醫結合治療骨折中的「動靜結合」，治療癱瘓中的綜合療法與頑強鍛鍊結合，治療心臟病中的針藥與適當的體力活動相結合等。

二、運用整體觀念

局部和全局的關係：局部和整體存在著對立統一的關係。我們在治療疾病過程中，既不能只見病變局部而看

不見整體疾病的發展趨勢；又不能只看見整體，而看不見病變局部，只進行一般的全身治療，而忽略了對病灶局部的處理。

正確的做法是：從整體觀念出發，重視局部，重視全局，將兩者辨證地結合起來。在方法上，可以透過治療局部病灶而影響全身，也可以透過治療全身來促進局部病灶的恢復，具體疾病進行具體分析治療。臨床上，有些治療措施從局部看來是可行的，但對全身卻有損害，用時應當慎重；在危及生命的情況下，有些治療措施從全局看是可行的，從局部看雖然有些損害，也應果斷採用，以免因小失大，延誤治療時機。

中醫從整體觀念出發，根據臟腑經絡之間的內在關係，常運用以下治療原則。

（一）在臨床用藥方面

常運用臟腑之間的生剋、表裡等關係作為治療上的補瀉原則。

1. 協調陰陽

當腎陽亢盛，腎陰不足，出現一派陽亢證候時，治療常用大補腎陰（如用六味地黃丸，滋腎水以制腎陽）之法，待腎水充足，腎火亢盛症狀即可消除。這種治法稱之為「壯水制火」。

當腎陰過盛，腎陽虛衰出現一派陰寒證候時，治療常用大補腎陽（如用金匱腎氣丸以益腎陽、消陰翳）之法，使腎陽充盛，陰盛寒凝現象自然消除。這種治法稱之

為「益火消陰」。

這種治法都不是治亢盛的那一方面，而是著眼於整體，是從一事物與他事物相互聯繫中出發，來治療不足的那一方面而取得效果的。

2. 間接補瀉

當某臟虛弱時，除可直接補益該臟外，還可從整體出發，補益與其關係密切的「母臟」，這種治法稱之為「虛則補其母」。例如肺結核患者，久治不癒，治療可以用補脾益肺，即「培土生金」之法，往往可取得較好的療效。

同樣，當某臟有病，可以「瀉其子臟」來治「母臟」的疾病，這種治法稱之為「實則瀉其子」。例如肝陽上亢患者，肝鬱化火，面紅，頭痛，急躁易怒，心煩不眠，治療時除平肝潛陽外，還可加用瀉心火的辦法，往往會取得較好的療效。

3. 表裡同治

臟腑之間有一定的表裡關係，如果表裡同病可以採取表裡同治的辦法。

如裡熱證，大便燥結而致肺氣壅塞；治療時，可從肺與大腸相表裡方面著手，用涼膈散以瀉大腸之火而清肺氣。又如，心移熱於小腸，口舌生瘡，小便短赤澀痛；治療時，可從「心與小腸相表裡」的方面著手，選用導赤散以清心火而瀉小腸之熱。

4. 從五臟治五官

五臟與五官密切相關，五官有病可以從五臟來治。

如眼病實證可以用清肝明目之劑；虛證可以用補肝明目之劑；口舌生瘡可以用清瀉心火的方藥等。

（二）在針灸取穴方面

中醫常從整體觀出發，運用以下選穴原則，如「上病下取」，治療肝陽上亢型高血壓，常取湧泉或太衝；「下病上取」，治脫肛常灸百會；「從左治右，從右治左」，治療偏癱時常取健側的穴位；其他還有「募俞取穴、原絡取穴、表裡相配、前後相配、上下相配、左右相配」等治療方法。

三、重視內在根本病因

正與邪的關係：人體疾病的過程，實際上是人體抗病能力（即正氣）與致病因素（即邪氣）鬥爭的過程。治療疾病就是透過藥物等治療手段幫助機體戰勝疾病。因此在臨床工作中必須正確處理好「正」與「邪」的辨證關係。

中醫治病的根本目標在於改變正邪雙方力量的對比，使疾病向治癒的方向轉化；所用的各種治療措施，都是根據「扶正」和「祛邪」兩個原則制訂出來的。一般可以概括為以下幾種治療原則。

1. 扶正以祛邪

運用藥物、功能鍛鍊等各種治療方法扶助正氣，增強體質，提高機體的抵抗力和自然修復的能力，從而達到

祛除邪氣、戰勝致病、恢復健康的目的，即所謂的「扶正以祛邪」。

此法適用於雖有外邪而以正虛為主要矛盾的病例。臨床可根據患者的具體情況運用助陽、滋陰、益氣、補血等補法。

2. 祛邪以扶正

運用藥物、手術、針灸、火罐等各種治療方法，祛除病邪，以達到邪去正復的目的，即所謂「祛邪以扶正」。此法適用於邪盛而正虛不顯，或雖正虛而以邪盛為主要矛盾的病例。

臨床可根據具體病情選用汗法（邪在表）、吐法（邪在裡、在上）、下法（邪在裡、在下）、和法（邪在半表半裡）、溫法（寒證）、清法（熱證）、消法（邪氣積聚的實證）等，此七法加上述補法，合稱「八法」，為中醫治則中的基本治法。

3. 攻補兼施

有些病情複雜，正邪關係變化多端，故治療中必須「扶正」加「祛邪」。兩個環節辨證地結合，以適應不斷變化的新情況。

如邪盛正虛，邪實為主，則重在祛邪，酌加扶正藥物；如疾病遷延日久，餘邪未盡，正氣大虛，應著重扶正，酌加祛邪藥物。

此外，還可根據病情趨勢或變化採取先攻後補或先補後攻，或清溫並用、消補並用等治則。

四、急則治其標，緩則治其本

中醫治療疾病過程中，講究抓住主要矛盾，透過疾病的表現，瞭解疾病的本質，急則治標，緩則治本，提出「標本緩急」「正治與反治」的治療原則。

（一）標本緩急

標本，是一個相對的概念，用以說明各種病證中相互矛盾的雙方的關係。從正與邪的關係來說，人體的正氣是本，致病的邪氣是標；從患病的先後來講，舊病是本，新病是標；從疾病的發生來講，病因是本，症狀是標；從病的部位來講，內部疾病是本，外部疾病是標；從病因來講，內因是本，外因是標。

根據標本緩急的不同，大體可有如下三種治療原則。

1. 急則治其標

是指在疾病過程中出現了嚴重的併發症時，如果不緊急處理，勢將影響患者的生命安危，此時應採取急則治標的原則。

如肝病，出現了腹水腫脹的症狀，患者呼吸困難，仰息不得臥，二便不利，此時如果患者正氣尚可支持，則不應忙於疏肝養肝，而應迅速投以攻下之劑，解除其腹水症狀，解決了標後再來治本。

2. 緩則治其本

是指強調治病必須抓住疾病的本質，否則易延誤病

情。如肺結核咳嗽為標，陰虛為本，治療時不應置重點於止咳祛痰，而應著重於滋陰潤肺來治其本，才能治癒其病。

3. 標本兼治

就是在標本俱急的情況下，採取標本同治的方法。例如咳嗽胸滿，腰痛尿少，全身水腫（急性腎炎）的患者，其病本是腎虛水泛，病標為風寒束肺，兩者均急，應一邊發汗解表，一邊利水消腫，採取表裡雙解的治法。

（二）正治與反治

正治亦稱逆治，就是以熱藥治寒證，以寒藥治熱證，以補法治虛證，以瀉法治實證，這是臨床通用的治療原則。

反治也稱從治，就是從表面看是順從症狀，實際上仍是針對疾病本質的一種治療原則。

例如治療心下痞滿，一般應當消導行氣，如果疾病的本質是由虛而來，則應補氣，這叫「塞因塞用」；治療洩瀉，一般應以止瀉為目的，可用固澀收斂藥，如果本質是由濕熱而來，則應清熱導滯，這叫「通因通用」。

又如治療表熱裡寒的真寒假熱證，要用溫熱藥治其真寒證，這叫「熱因熱用」或稱「以熱治熱」。治療裡熱厥逆而四肢冰冷的真熱假寒證，要用寒涼藥治其真熱證，這叫「寒因寒用」或稱「以寒治寒」。

此外，還有反佐法，也屬於「熱因熱用」「寒因寒用」範圍，如用正治法治療大熱證或大寒證，有時服藥後會引起嘔吐不納（格拒），若於大寒藥劑中反佐少許溫藥（或

寒涼藥熱服）或於大溫藥劑中反佐少許涼藥（或溫熱藥冷服），便不會發生格拒情況而能更好地發揮藥效。

五、具體問題具體分析，正確處理原則性和靈活性的關係

「離開具體的分析，就不能認識任何矛盾的特性。」我們治病就是要對每一個患者的疾病進行具體分析，認識疾病的特性，進行對症治療。

中醫辨證論治的原則，基本上是分析疾病矛盾的特性，它要求根據疾病不同的本質進行治療，強調將原則性和靈活性結合起來。

（一）因時、因地、因人制宜

四季氣候變化，對人體有一定影響。夏季人體肌腠疏鬆，冬日腠理緻密。同為風寒感冒，夏日不宜過用辛溫，以防汗多表虛，傷津化燥，變生他證；冬季一般可重用辛溫解表藥，以使病從汗解，稱之為因時制宜。

我國土地遼闊，東南西北用藥亦有差異。北方多寒，外感宜用辛溫發散重劑；南方多熱，外感宜用辛涼發散輕劑，稱之為因地制宜。

每個患者年齡、性別、體質均不同，且婦女胎產經帶情況複雜，小兒臟腑嬌嫩，虛實易變，治療時均應整體考慮，如有的用藥劑量有差別，有的立法處方不一樣。如患者素來怕熱，體質偏熱，應慎用溫藥；患者平素怕冷，

體質偏寒，就要慎用寒藥，稱之為因人制宜。

（二）同病異治，異病同治

同一種病，雖有共同的病機，但也會因一些因素影響而有種種不同的具體表現，治療上要區別對待。例如同是哮喘病，寒哮當用溫性方藥，熱哮當用寒涼方藥，虛哮當用補藥。

不同的病，雖病機各不相同，有時也會有共同的症狀表現，治療上可歸納出共同的原則，即「散者收之，抑者散之，燥者潤之，急者緩之，堅者軟之，脆者堅之」「高者抑之，下者舉之，有餘折之，不足補之，堅者削之，客者除之，結者散之，留者攻之」。例如胃下垂、子宮脫垂、腎下垂、脫肛等都是由於中氣下陷引起的，可同樣用提氣、補氣的方藥治療；又如呃逆、嘔吐、咳嗽、氣喘都是因氣逆所致，可同樣用降氣的方藥治療。

案例 患兒，2歲半，女性。因發熱、喘咳、呼吸困難3天入院。

【病史】患兒素健，3日前突然發病，高熱，頭痛，嘔吐1次。入院當時體溫39.8℃，咳嗽氣促，每分鐘呼吸約40次，鼻翼煽動，微有汗出，口渴煩躁，時見面部及四肢肌肉有小的動。面紅而唇周發青，舌紅苔白黃，脈率每分鐘150次，滑而數。聽診聞及兩肺均有散在性乾性囉音，右上肺有細濕性囉音。心率快，無雜音。腹微脹而稍痞滿。觸診肝脾稍見腫大。白細胞：$8 \times 10^9/L$，中性粒細胞比值80%，胸片：兩肺紋理普遍增粗，右上肺有一大片

狀陰影。

西醫診斷：病毒性肺炎；中醫診斷：風溫犯肺。

【分析】患兒發病已至第4天，病毒侵入機體，機體正氣與病毒相搏鬥。當前階段的機體情況是：「邪實正盛」，主要矛盾表現為高熱（邪入氣分）。因為高熱不退，病情進展，可以導致肌肉動（熱極生風）、昏迷，甚至呼吸、循環衰竭症狀等。治療原則應祛邪扶正，採取清熱解毒、定驚熄風的方藥。用麻杏石甘湯加板藍根、大青葉，以攻邪瀉熱；用鉤藤、殭蠶、水牛角以平肝熄風；配伍石斛、沙參以養護津液。同時補充維生素及物理降溫等。

患兒經上述處理2天，體溫退至38.2℃，肌肉動消失，一般情況略有好轉。但於第三日精神又轉萎靡，呼吸困難，張口抬肩，每分鐘達50次；全身皮膚青紫並有少許血點。心跳加快，且節律有時不整，脈率每分鐘155次，細數無力，血壓亦有下降，舌紅苔乾。肝觸診為肋下約4公分，腹脹劇增而大便不通。

患兒體溫雖被控制，未發生驚厥但病邪逐步深入，由於病毒的侵襲，目前已出現呼吸、循環衰竭情況。另一方面由於感染中毒又發生了腸麻痺的症狀。根據中醫理論，肺為邪閉，氣機不利，傷及營血，出現心肺陽衰之證，因而呼吸及血液輸布功能發生障礙。當前機體狀況是「邪盛正虛」，主要矛盾已轉化為呼吸、循環功能衰竭。目前治療原則為「扶正祛邪」，急用獨參湯扶正，煎服中藥方中去麻黃、苦杏仁，加玄參、丹皮、赤芍以清血分之熱；同時用針灸以振奮呼吸循環中樞，輔以西醫，及時清

除痰液，保持呼吸通達、順暢。對於中滿腹脹採取田螺加蔥白搗敷臍部，並加針刺足三里以補益正氣。患兒經過4天中西醫結合治療，病情轉危為安。體溫下降至37.3℃，輕微咳嗽，心跳、呼吸漸趨正常，腹脹消失，二便通暢，唯精神不振，食慾不佳，喜睡，下午微發熱，口唇櫻紅，舌質紅而苔少，口乾唇裂，脈細而稍數。

患兒經病十日，目前雖已基本脫險，但邪未全退，而正氣大虛，屬於「正虛邪戀」階段。根據中醫理論，溫邪最易傷陰，患兒當前病機是津液受傷，肺陰虧損，治療原則以養陰清肺為主，用沙參、麥冬、玉竹、天花粉養陰生津；扁豆、甘草補脾胃；用桑白皮、地骨皮清陰虛之熱。同時，注意加強護理，補足營養，幫助患兒恢復正氣。後經過一週餘的調理而病癒。

小 結

中醫的治療原則在許多方面體現了辯證法的基本精神。在運用整體觀念治病的同時，運用了扶正、間接補瀉、表裡互治及從五臟治五官等原則。在強調內因的主導作用方面，運用了扶正以祛邪、祛邪以扶正及攻補兼施的原則。在抓主要矛盾方面，運用了急則治其標、緩則治其本或標本俱急時，採用標本兼治，以及正治與反治等原則。在注意矛盾的共性與個性方面，運用了異病同治、同病異治及因人、因時、因地制宜的原則。

第二章 中藥的基本知識

學習目的 │ 瞭瞭解藥物的性味、歸經、配伍、禁忌、炮製、製劑、用法、用量，以及方劑組成應用的基本概念。

中醫防病治病的方法十分豐富，而且大多具有驗、便、簡、廉的特點。中醫運用這些治療方法時，都是在「理、法、方、藥」的有關原則指導下進行的。所謂「理」就是運用中醫的基本理論指導辨證論治的全過程；所謂「法、方、藥」，就是根據辨證來確定治法、處方、用藥。

當然，中醫治病的方法，不限於用藥，還包括針灸、推拿、火罐等，儘管它們的治療方法不同，但其治療原則是共同的。

一、藥物的性味

藥物性味是從四氣五味、升降浮沉、歸經、有毒無毒等幾方面來認識的。

（一）四氣五味

四氣五味是用來表示藥物的基本性能的。藥物的性味，一方面是靠人的味覺和嗅覺來辨認；另一方面要根據

臨床治療中客觀反映出來的效果來確定。

1. 四氣

又稱四性，就是藥物的寒、熱、溫、涼四種屬性。其中涼，與寒同類而次於寒；溫，與熱同類而次於熱。還有一種性味比較平和的藥，稱為平性藥，這些藥的偏攝偏涼不甚明顯，在藥理上就不單獨稱它為一氣，所以，總起來稱「四氣」而不稱為「五氣」。

一般來說，寒涼藥物多具有清熱、瀉火、解毒的作用，可以治療熱證、陽證；溫熱藥物多具有溫陽救逆散寒的作用，可以治療寒證、陰證。平性藥物對熱證或寒證都可配用。

2. 五味

即指藥物的辛、甘、苦、酸、鹹五種味道。此外還有淡味。藥味不同，其治療作用也不一樣。

如辛味藥一般能發散（如麻黃、桂枝）或行氣止痛（如木香、砂仁）；甘味藥一般能補養身體，又能緩和拘急與疼痛，以及調和藥味與藥性（如甘草、人參、黃耆等）；酸味藥能收斂固澀（如石榴皮、訶子止瀉，五味子斂汗，金櫻子澀精等）：苦味藥能清熱、瀉實、燥濕（如黃芩、黃柏等）；鹹味藥能軟堅散結、滋潤潛降（如海藻、昆布、牡蠣、玄參等）；淡味藥能滲利小便（如通草、薏苡仁、滑石等）。

又藥物的五味與五臟有一定的關係，一般來說，辛入肺，甘入脾，苦入心，酸入肝，鹹入腎。

（二）升降浮沉

升降浮沉是指藥物進入人體之後，分別產生上升、下降、發散等作用。

臨床治病就是利用藥物這種作用來袪除在上、在下、在表、在裡之邪和糾正病勢上逆或下陷之偏。升浮的藥物有升陽、發表、袪風、散寒、溫裡的作用，臨床上常用以治療在上、在表以及下陷之病，如用桂枝以透發痲疹，用升麻、黃耆以治中氣下陷的胃下垂等；沉降的藥有潛陽、降逆、收斂、滲濕、清熱、瀉下的作用，臨床上常用以治療在下、在裡以及上逆之病，如用石決明潛陽以治肝陽上亢，用蘇子降氣以治療咳喘等。

升降浮沉主要取決於藥物的氣味厚薄和質地輕重。厚指氣味濃厚雄烈，薄指氣味輕清淡薄。一般來說，升浮藥多辛、甘，溫熱；沉降藥多苦、酸，寒涼。質輕者升，質重者降。

氣薄則發洩（發汗、升陽），如麻黃、荊芥、柴胡、升麻、葛根之類。

氣厚則發熱（散寒、溫裡），如附子、肉桂、乾薑之類。

味厚則洩（清火、瀉下），如大黃、芒硝、黃連、龍膽草之類。

味薄則通（通降、下行），如茯苓、木通、芍藥、牡蠣之類。

花、葉及質地疏鬆的藥物（如菊花、荷葉等），大多

能升浮；子、果實及質地重墜的藥物（蘇子、枳實、磁石等），大多具有沉降作用。這是一般的規律。但也有例外的，如旋覆花是花而性下降能降逆止咳，牛蒡子是子而性升浮能疏散風熱。

藥物的升降浮沉性能可因配伍或加工炮製而發生改變。如升浮藥物在一隊沉降藥中，能隨之下降；沉降藥物在一隊升浮藥中能隨之上升。有些藥物經過「酒炒則升，薑汁炒則散，醋炒則收斂，鹽水炒則下行」。

（三）藥物歸經

中醫從無數的臨床實踐中，認識到某些藥物對某些臟腑經絡的疾病有特殊治療作用，將這些經驗總結起來，即稱之為「藥物歸經」。

例如肺經有病，每見咳嗽咯痰，故化痰止咳藥歸肺經；脾經有病常見洩瀉，故止瀉藥多歸脾經。

又如清熱藥中，桑白皮清肺熱，歸肺經；夏枯草清肝膽熱，歸肝膽經；石膏清肺胃熱，歸肺胃經。補益藥中，熟地補腎，歸腎經；白朮補脾，歸脾經等。

（四）藥物的配伍與禁忌

1. 配伍

幾種藥物配合應用，不僅可對複雜的病情全面兼顧，且可利用藥物互相間的協同或拮抗作用，抑制短處，發揮長處，可取得更好的療效。

歸納起來有以下幾種方法：

（1）兩種以上攻效類似的藥物，合用以後，可以明顯增強其原有療效，如生地黃配玄參。

（2）兩種以上功效不同的藥物分主輔合用後，能提高主藥療效，如黃連配木香，黃連清熱燥濕，止痢為主，木香調中宣滯，行氣止痛，可增強黃連治療濕熱瀉痢的效果。

（3）一種藥物能減弱或消除另一種藥物的毒性或副作用，如生薑不僅能制半夏之毒，而且能增強半夏的祛痰作用。

（4）單味藥發揮作用，加重分量，不配他藥輔助以發揮其專一的作用，如獨用甘草以解毒，獨用人參以救脫，獨用蒲公英以治癰瘡等。

2. 配伍禁忌

有些特殊藥物應注意，過去有「十八反」與「十九畏」（所列相反、相畏的藥不能同時應用）的規定：

甘草反甘遂、大戟、芫花、海藻；

烏頭反半夏、貝母、瓜蔞、白蘞、白及；

藜蘆反人參、沙參、丹參、玄參、細辛、白芍。

硫黃畏朴硝，水銀畏砒霜，狼毒畏密陀僧；

巴豆畏牽牛，丁香畏鬱金，芒硝畏三棱；

川烏、草烏畏犀角，人參畏五靈脂，肉桂畏赤石脂。

以上配伍禁忌，可作用藥時的參考，但也並非絕對。在古今配方中也有一些反畏同用的例子。如用甘草水浸甘遂為末，內服治療腹水，可以更好地發揮甘遂瀉水逐腫、消腫散結的藥效。

這些問題有待於今後更進一步的研究。

3. 妊娠用藥禁忌

妊娠用藥禁忌，可分禁用與慎用兩類，其目的是防止因用藥而造成流產、早產。

凡毒性較強或藥性猛烈的藥物，妊娠禁用，例如巴豆、大戟、甘遂、芫花、商陸、斑蝥、水蛭、虻蟲、紅花、雄黃、麝香之類。凡能通經、祛瘀、破氣、行滯，以及辛熱滑利的藥物，孕婦慎用，如桃仁、大黃、附子、乾薑、肉桂、冬葵子、牛膝、芒硝、代赭石、丹皮之類。

治療孕婦的疾病，一方面要照顧到保胎，另一方面要抓主要矛盾，迅速清除病邪，才能更有利於母子健康。

（五）有毒與無毒

從某種意義上來講，藥物具有兩面性，一方面它能治療疾病，對人體有利；另一方面它或多或少地具有一定的副作用，如果用之不當，可傷害人體。

中醫過去把藥物分成大毒、常毒、小毒、無毒四類，並提出「大毒治病，十去其六；常毒治病，十去其七；小毒治病，十去其八；無毒治病，十去其九。穀肉果菜，食養盡之，無使過之，傷其正也」的原則，是說用有毒的藥物治病，收到既有效果後，就要停用。毒性愈大的藥物，愈不能久用。

臨床用藥，就是發揮藥物對人體有利的一面，而限制或減少藥物對人體有害的一面。但藥物的毒性作用往往與治療作用連接在一起，所以關鍵在於熟悉藥性和如何恰

當使用藥物。

使用中草藥要注意以下幾點：

（1）如果只瞭解藥物的功效是不夠的，最好掌握藥物含有的成分。

植物藥中，如毛茛科的烏頭、附子、雪上一枝蒿，馬錢子科的馬錢子、大茶藥，茄科的洋金花，百合科的萱草根、藜蘆，夾竹桃科的蘿芙木、長春花，罌粟科的延胡索、罌粟，百部科的百部，以及防己科、豆科、芸香科的一些藥物等，都含生物鹼。

這些藥物中毒時出現的症狀，視所含的生物鹼而異。如洋金花中毒時出現阿托品樣症狀，馬錢子中毒時出現士的寧中毒症狀。

又如薔薇科的桃仁、苦杏仁、枇杷仁及豆科、大戟科的一些植物含有氰苷，中毒時主要表現為呼吸中樞抑制。夾竹桃科的夾竹桃、羊角拗，百合科的萬年青以及衛矛科、玄參科的一些藥物含有強心苷，中毒時主要表現為心動過緩，甚至心臟停搏。

無患子科的無患子，豆科的皂角，遠志科的遠志、瓜子金，以及薯蕷科的一些藥物，含有皂苷，能引起紅細胞破裂而發生溶血。

大戟科的巴豆、蓖麻仁含毒蛋白，大戟、甘遂含苷類，都有劇烈瀉下作用。

蟾酥含華蟾蜍素等多種成分，微量即具有強心、升壓、抗炎、麻醉等作用；斑蝥含斑蝥素，毛茛含白頭翁素，白花丹含氰藍雪苷，均具很強的發泡作用。輕粉含

汞，鉛丹含鉛，砒石、雄黃含砷，膽礬含銅，過量或用的時間過長易造成重金屬中毒。

（2）弄清藥物品種中常因同名異物、同物異名、名稱相類而發生混淆的情況，尤其在使用劇毒藥時更應注意。首先要弄清品種，如番木虌和木虌子，附子與白附子，不是同一種藥物，但很容易混淆。鬧羊花有的是指茄科的洋金花，有的是指杜鵑花科的羊躑躅，均應嚴加區別。其次是要明確藥物的炮製要求，如馬錢子、附子，制與不制毒性相差很大。

（3）明確用法用量：劇毒藥的用法用量均有嚴格要求，不可出錯。要做到外用、內服不混淆，用量不超限，煎煮不失時。

如雪上一枝蒿（主要成分為烏頭鹼）、烏頭，過量服用可致心臟損害；藜蘆、毛茛草根超過限量可引起視神經萎縮而致失明。又附子、烏頭久煎可降低毒性而又保留藥效，若用量大、煮的時間過短則易發生中毒。

二、炮製、製劑、用量與服法

（一）常用的炮製法

藥物炮製的目的：①消除或降低藥物毒性；②改變藥性；③增強藥物療效；④清除雜質，提高藥物淨度，確保用藥品質；⑤便於貯存和保有藥效。

常用的炮製法有以下幾種：

1. 烘和焙

用微火使藥物乾燥。焙時火力稍強，使藥物表面微黃，藥質變脆，如焙水蛭、虻蟲等。烘時火力弱，如菊花、金銀花等用烘法使其乾燥。

2. 煅和煨

煅是將藥物直接置入火中燒紅，或置耐火器皿中間煅燒，使藥質變鬆脆，易於粉碎。有的藥性發生改變，如龍骨、牡蠣煅後增強了收斂作用；血餘、地榆、槐花煅後增強了止血作用。

煨是用濕紙或麵糊裹住藥物，埋於熱火灰中或放置於弱火上烘，至紙或麵糊焦黑、爆裂為止，煨後可增強藥物的溫裡固澀作用，如煨訶子、煨肉荳蔻等。

3. 炮、炒和炙

將藥物放置於鐵鍋內加熱。炮時用猛火急炒，至藥物表面焦黃、燥裂為度，目的是加強藥物的溫裡作用，如炮乾薑等；或將藥物置於鐵網上，下面用炭火炮烤，能減低藥物毒性，如炮附子等。

炒是用一般火力將藥物炒黃或炒焦減藥物之寒性，如炒山梔子等；有些藥物炒焦成炭後，有止血作用，如荊芥炭、梔子炭等。炙是將藥物同蜂蜜一起炒至藥物變成黃褐色，故稱蜜炙，可加強藥物溫補脾胃的作用，如炙甘草、炙黃耆可增強補氣作用而減少其行氣、提氣作用；有些藥用酥油炙，如虎骨之類。

4. 淬

將藥物煅紅後急投冷水或醋中，反覆多次。如自然

銅，淬後易碎，且可緩和其藥性。

5. 漂、泡和漬

將藥物浸入水中以減其鹹味或腥臭味，稱為漂，如海螵蛸、牡蠣等經漂後才用。泡是將質硬的藥物浸入清水或沸水中，使之變軟，以便切片；又如桃仁、杏仁等用熱水泡之，以去皮、尖。

有些藥物藥性容易走散，不宜浸泡，僅需用水漸漸滲透，使藥變軟，此謂之漬。

6. 洗

用酒、醋或鹽水將藥物洗浸後應用，主要目的為使有效成分易於溶解，如酒洗大黃、酒洗當歸等。

7. 水飛

將質地堅硬的藥物研成粉末之後，再往研缽中加水反覆研磨，至藥末能半浮半沉於水中為止，然後過濾、晾乾使用，此法可使藥物研成極細粉末，內服不傷腸胃，外用有利於藥物的吸收，如硃砂、珍珠之類，常用於礦物類、貝甲類藥物。

8. 蒸

把藥物隔水蒸熟，以增強其補益作用，如熟地、製首烏之類。有些藥蒸後可緩和藥性，如製大黃。

9. 煮

把藥物放入清水或藥汁內煮，如芫花醋煮可減少其毒性；芒硝與蘿蔔汁同煮，冷卻後即成玄明粉，質更純粹。

（二）中藥劑型

中藥的傳統劑型比較豐富，常用的有丸、散、膏、丹、湯、酒、藥線、藥條等。目前中草藥的劑型有浸膏、流浸膏、配劑、水劑、糖漿、乾糖漿（沖劑）、氣霧劑、栓劑、霜劑、膏劑、油劑、海綿劑、片劑、注射劑等。透過劑型改革和研製新藥，不僅提高了療效，減少了藥材消耗，方便了群眾，而且還在整理提高中藥和中西醫結合方面邁出了可喜的一步。

下面著重介紹幾種常見的中藥劑型。

1. 湯劑

將藥物加水煎煮，去渣取汁，即成湯劑。湯劑多作內服，亦有作外洗用的。內服湯劑比丸劑吸收快、藥力大，組方靈活，但不易攜帶與貯存，而且煎煮費時。

煎藥時應注意以下幾點：

（1）容器以砂鍋、陶瓷器皿為好，忌用鐵器。將藥放入鍋內，加冷水，水浸過藥面3~5公分為宜，如有些藥物隨水浮起，則稍加攪拌，再行煎煮。沸後改用文火，保持微沸狀態，減慢水分蒸發，有利於有效成分的溶解。注意煎藥時不要頻頻揭蓋，以盡量減少揮發性藥物成分的散失。解表藥煎煮時間宜短，煮沸10分鐘左右即可；補益藥煎煮時間宜長，煮沸後文火煎1個小時左右（煎補益藥時，加水浸過藥面可在6公分）。熬成藥液宜200~300毫升。一劑藥可反覆煎煮2~3次。

臨床實踐證明，除解表藥和芳香類藥外，其他中藥

復煎藥效果不次於頭煎，且藥中有效成分更易溶於水中。治熱性病，煎成藥液要適當地多一些，並需分多次服食，才能保證藥效持續，收到療效。

（2）為了充分發揮藥效，常對湯劑內某些藥物採取先煎、後下、布包煎、烊化、沖服、泡服等辦法。

先煎：磁石、代赭石、龍骨、牡蠣、龜板等金石、貝殼類藥物，應打碎先煮數沸，然後再下他藥。生半夏、生附子等有毒藥物，應先煎數小時，以降低其毒性。

後下：薄荷、藿香、木香等氣輕力薄的芳香藥物及大黃、鉤藤等，不宜久煎，應在一般藥物即將煎好前再下，煎2~3沸即可，以防有效成分逸散。

包煎：青黛、赤石脂、旋覆花等藥，可用紗布將藥包好，再放入鍋內煎煮，以防煎後藥液渾濁。

烊（溶）化：阿膠、鹿角膠、飴糖之類，久煎易黏鍋煮焦，且易附著他藥上，影響藥物有效成分溶解。用時應在他藥煎好後，置去渣之藥液中溶解，趁熱內服。

沖服：三七末、琥珀末、硃砂等可以不煎，用藥液沖服。

泡服：肉桂等藥，常用沸水或藥汁泡服。

2. 散劑

將一味或多味中藥研成粉末，既可內服也可外用。除一般散劑外，尚有顆粒散劑、浸膏散劑。也有將藥物碾軋成粗末，臨用時加水煮沸10分鐘左右，然後取汁服用的，這叫作煮散，實際是湯劑的一種，如銀翹散等。散劑具有節省藥材、方便服用、易於吸收的優點。

3. 丹劑

用礦物藥加熱昇華，使它成為一種新的化合物，如外科的紅升丹。這種劑型多為外用，直接撒於患處，具有很強的祛腐力。

另一種丹劑，其實是一種散劑或丸劑，如常用成藥活絡丹是丸劑，至寶丹是散劑。

4. 丸劑

將藥物研成粉末，加蜂蜜或米糊或水調勻，分別製成大小不等的蜜丸、糊丸、水丸。多用作內服，亦可外用。蜜丸作用比較緩慢，一般適用於慢性病；糊丸、水丸藥效較快，如小金丹、犀黃丸、六神丸、香連丸等。

5. 膏劑

有內服、外用兩種。內服膏劑類似流浸膏或糖漿，即將藥物反覆煎煮，去渣取汁，再用慢火濃縮成黏稠汁，或加入蜂蜜煎煉成膏，以備較長時間的服用。這種劑型適用於慢性病及病後調理，如桑葚蜜、秋梨膏。

外用膏劑可分為藥膏和膏藥兩種。藥膏是用藥末加入動植物脂肪或用黃蠟、凡士林調製而成，常用於皮膚病、瘡瘍腫毒、燒傷疾病、跌打疾病等；膏藥是用植物油合藥料，高熱煎熬去渣，再加入鉛丹、白蠟，使之成為富有黏性的膠質，然後攤勻於紙上或布上即成。用時可稍加熱使其變軟，再敷貼於患處。這種劑型，多用於瘡瘍、風濕痛、跌打扭傷等。

6. 酒劑

酒劑通常稱為藥酒，是將藥料浸漬於酒中，去渣而

成。酒劑長於溫通血脈，易於服用，便於保存。常用於治療風濕痺痛、跌打扭傷，以及體虛補養等。

7. 片劑

將藥物研成細粉，或製成浸膏粉，或提出有效成分，加入賦形藥，打成片劑應用。優點：便於服用、攜帶和貯存。

8. 乾糖漿（沖劑）

選用適當的溶媒，將藥物有效成分提出，再濃縮製成稠膏，和以白糖粉，製成顆粒，乾燥包裝即成沖劑。用時以水沖服，較為方便，適合兒童服用。具有體積小、重量輕，便於攜帶運輸等優點。

9. 針劑

是根據中草藥有效成分不同，用不同的方法提取、精製，製成滅菌水溶液或混懸液，以供注射的一種劑型。既可用單藥，又可用複方。它具有奏效快、應用簡便、節約藥物等優點，並適用於口服困難的患者，但要求品質穩定，沒有副作用，安全、有效。

（三）用 量

一般中草藥的用量安全範圍比較大，但個別有毒的藥仍需要十分注意不能過量。確定藥量的一般原則包括以下幾個方面。

（1）根據藥物性能確定用量：凡有毒的、藥性峻烈的藥物，用量宜小，並應從小劑量開始，逐漸增加，切勿過量。質重的藥物一般用量宜大，如代赭石、牡蠣之類；

質輕的藥物一股用量宜輕，如蟬蛻、通草、燈心草之類；芳香走散的藥物用量宜輕，厚味滋膩的藥，用量宜稍重。

（2）根據配伍劑型確定用量：一味單用，用量宜重；複方配伍，用量宜輕。湯劑用量宜重；丸劑、散劑用量宜輕。

（3）根據病情需要確定用量：一般病情輕淺的用量宜輕，病情頑固的用量宜重。又有些藥物輕用與重用作用有別，如紅花輕用能養血，重用能破血；黃連輕用能健胃，重用能瀉胃火。

（4）根據患者情況不同確定用量：患者平素體質壯實的用量宜重，年老體弱、婦女和兒童用量宜輕。一般10歲以上兒童可以用成人藥量的三分之二，10歲以下用成人藥量的三分之一，乳、幼兒用藥量更應注意，用量應更少。

本書所採用的用量，一律以藥材市秤計算，即十釐為一分，十分為一錢，十錢為一兩，十六兩為一斤。書中各藥的用量，均係成人一般用量（兒科病部分寫的用量除外）。

附：

古今度量衡的制度不同，閱讀古醫書時，宜注意其朝代。例如漢代醫書用藥一兩即今天藥材市秤四錢半，但漢代醫書往往一劑藥分3次服，故處方實際用量，可按一兩相當於一錢三分計算。

清代一兩約等於今天的一兩二錢。現在東北地區藥材用量是按市秤十進位制計算的，因此東北地區的一兩，

等於一兩六錢；一錢等於一錢六分。

（四）服　法

1. 服藥的方法與療效有一定關係

一般補益藥服藥時間宜在飯前；對胃腸有刺激的藥物宜在飯後服。驅蟲、攻下藥宜空腹服；治瘧藥物宜在疾病發作前服；安神藥宜在睡前服。急病不拘時間；慢性病服丸、散、膏、酒者應有定時。另外，根據病情有的可一天數服，有的也可煎湯代茶，不拘時服。

2. 冷服與熱服

一般湯劑均用溫服。熱證服寒藥可以冷服；寒證服熱藥可以熱服。但有時寒熱錯雜，相互格拒，可出現服藥反吐的情況。如係真寒假熱則宜熱藥冷服；如係真熱假寒則宜寒藥熱服，有時也可讓患者口含生薑少許，然後再服湯劑。

三、方劑的組成與應用

（一）方劑的組成

方劑是由一種、幾種以至幾十種藥物組成的。它是在辨證立法的基礎上，根據藥物的性能和相互關係配伍而成。每方一般包括主藥、輔藥、佐藥、引藥四個組成部分。主藥是治療病因或主證起主要作用的藥物；輔藥是輔助主藥治療病因或主證的藥物；佐藥是協助主藥治療兼證

或制約主藥的副作用（即起反佐作用）的藥物；引藥即引經藥，具有引導他藥直達病所的作用。此外，還有一種調和藥，可以調和各種不同藥物的性味。例如麻杏石甘湯是治療肺熱喘咳的常用方劑，它的組成是：

主藥：麻黃（宣肺平喘）、石膏（清肺洩熱）

輔佐藥：苦杏仁（佐麻黃止咳平喘）

調和藥：甘草（調和諸藥）

簡單的方劑，除了主藥之外，其他成分不一定都具備。如芍藥甘草湯只有主藥及輔藥，左金丸只有主藥（黃連）及佐藥（吳茱萸），獨參湯只有主藥一味。

複雜的方劑，主藥或有數味，輔、佐、引、調和藥也可由多味組成。一般地說，在一方中主藥的藥味較少而分量較重。

（二）方劑的運用

常用方劑，大多經過臨床反覆實踐，有較好的療效。但我們在應用這些方劑時，應強調領會其組方的精神，而不要求一成不變地機械地搬用，不僅可以根據病情靈活變通，而且還可在這個基礎上創製新方。

1. 加減藥味

某方如基本適合患者病情，只因兼證不同，可稍加變動，在原方基礎上加減藥味。如銀翹散用以治療風溫表證，若兼見口渴甚，是熱傷津液，宜加天花粉生津；若兼見衄血，是熱傷血絡，宜去荊芥（因其辛溫）加白茅根、側柏葉止血。

2. 改變配伍

某些常用方可通過改變其配伍而改變其適應證。如麻杏石甘湯是治療肺熱喘咳的，但若將其中石膏換成桂枝，則變為治療風寒表實證的麻黃湯。

3. 調整藥量

有些方劑的藥味沒有變動，只是主藥的藥量發生變化，主治病證也不同。

例如治療外感風寒頭痛、發熱、汗出惡風、脈浮等的桂枝湯，桂枝與白芍的用量是相等的。如果將桂枝的用量增加1倍，就成了溫陽降逆的桂枝加桂湯，主治陽虛心悸，或氣從少腹上衝心胸等；如果將白芍的用量增加1倍，就成了既能解表又能和裡的桂枝加芍藥湯，主治表寒虛證，兼見腹滿時痛的病證；如桂枝加芍藥湯再加入飴糖一味，就組成有補益作用的小建中湯了。

4. 選擇劑型

藥味相同，劑型不同，療效也不一樣。如風熱外感重證宜用銀翹散煎湯內服；如輕證則可服銀翹片或丸；腎陰不足證，急補當用六味地黃湯，緩補宜用六味地黃丸。

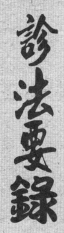

下 篇

診法要錄

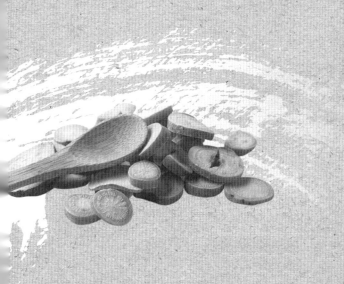

第一章 診法要錄

中醫診病以切脈辨舌為主，而聞聲望色等次之，小兒尚應注意看手紋，現均敘其大略。但問診是中醫診療上最重要的一個環節，陳修園的《問症歌》簡明扼要，易於誦讀，故首先錄出。

（一）《問症歌》選自《陳修園醫書》

原 文

一問寒熱二問汗。三問頭身四問便。

五問飲食六問胸。七聾八渴俱當辨。

九問舊病十問因。再兼服藥參機變。

婦女尤必問經期，遲速閉崩皆可見。

再添片語告兒科，天花痲疹全占驗。

解 讀

問其寒熱，以審陰陽；問其汗之有無，以辨風寒，以別虛實。

問其頭痛為邪甚，不痛為正虛，暴眩為風火與痰，漸眩為上虛氣陷。問其身之狀況，如身重痛為邪甚，軟弱為正虛。問其小便之色白或紅，量多或少，大便之秘或溏，如溏則問其清穀或清水，以辨寒熱虛實。

問飲食，以察其胃氣之強弱。問胸者，指胃口而言，濁氣上升則胸滿，痛為結胸，不痛而脹連心下為痞

氣。

問聲者，傷寒以辨其在少陽與厥陰，雜病以聲為重，不聾為輕也。問渴者，以寒熱虛實俱有渴，大抵以口中和，索水不欲飲者寒；口中熱，引飲不休者為熱；大渴譫語不大便者為實；時欲飲水，飲亦不多，二便通利者為虛。

問舊病以知其有風疾與否。問其致病之因，以為用藥之準。

查其服過藥後，如何變化。

婦人以經為主，問其有無遲速，以探病情，兼察有孕與否。

小兒欲作痘疹，與外感同，宜辨其手中指、足脛、耳後筋色為據。

（二）切脈說明

用3指前後排列按於患者手腕血脈搏動之處，以腕後高骨（橈骨莖突）為標記，其內側為關，關前為寸，關後為尺。

左手之寸關尺位，係屬心、肝、腎部；右手之寸關尺位，係屬肺、脾、命部（命即命門，陳修園以其為女之產門，男之精門也。亦有的以其為兩尺之脈皆屬腎）。視其各部脈象之度，以斷其藏腑所受之病，是為切診。

婦人之脈與男子同，唯兩尺之脈常盛於 2 吋；若反之，即係經閉或不調之症。

（三）脈象分類表

表 5 ◆ 脈象分類表

脈的總綱	脈象	病綱	脈的條目	形象及按法	主病
浮	輕按（按在皮膚以上）乃得，重按不見	在表	芤	有邊無中，如以手指著蔥	失血
			革	中空外強，如以手指按鼓皮	亡陽
			散	散而不聚，來去不分明	氣血兩虛
沉	重按（按在肌肉以上）乃得，輕按不見	在裡	伏	沉甚，需重按乃得	邪閉、厥病
			牢	沉而有力，按時覺底硬	寒實
遲	一息二、三至（每分鐘脈搏60次以下）	屬寒	澀	往來乾澀，不流利	血少
			結	遲中時有一止，但無定數	氣鬱痰滯
			代	遲中時有一止，止有定數	氣絕（孕婦無妨）
數	一息五、六至（每分鐘脈搏60次以上）	屬熱	滑	往來流利	痰飲
			緊	數中牽繩轉索	寒邪而痛
			促	數中時有一止，但無定數	陽邪內陷
			動	見於關中，如豆搖動	崩中脫血，陰陽相搏

細	如蜘蛛絲	主虛	微	微細不顯明	陽虛欲絕
			濡	細而浮小，如絮浮在水面	濕重
			弱	沉而細軟	血虛
大	闊大	主實	洪	應指如水波湧起，來盛去衰	熱甚內虛
			弦	勁而端直，狀如弓弦	寒或痛
			實	大而堅硬	實邪
短長	脈部縮而不長，寸尺兩部不見				素稟虛弱
	脈部甚長，寸尺兩部可見				素稟強盛

（四）死症怪脈表

表 6 ◆ 死症怪脈表

類型	具體表現	提示疾病
雀啄脈	脈在筋肉，連連搏指，忽然中止，少頃復來，如雀之啄食。	肝絕
屋漏脈	脈在筋肉，如水從簷上漏下，良久一滴。	胃絕
彈石脈	脈沉於筋間，劈之，急硬，如以指彈石。	腎絕
解索脈	脈在指下散亂，乍數乍疏，如解索之狀。	脾絕
魚翔脈	脈在皮膚，頭定尾搖，似有似無，如魚之翔。	心絕
蝦游脈	脈在皮膚，杳然不見，忽又急來，如蝦之游。	腸絕
釜沸脈	脈在皮膚，浮於指下，有入無出，如釜中水沸。	肺絕

（五）婦人診病歌

婦人尺脈辨多端，
大旺應將有孕看（兩尺脈大為有孕），
滑疾代兼懷燕兆（各部之脈俱滑疾或和滑而代，皆為有孕），
澀微象見育麟難（尺脈澀微，為經水不調，難以得孕），
經離胎動知將產（將產之脈必異經常，名曰離經），
陰盡血崩識命殘（陰盡，脈不上關，產後血崩得此多不治），
更有乳房暈兼脹（云左脈為男，右脈為女），
得胎現象診難瞞。

註：脈不上關為陰盡，乃寸部有脈搏；關部脈搏細微，尺部沒有脈搏。括號中的文字為作者註解。

（六）辨舌歌

一

舌上無苔表證輕，
白苔半裡古章程（白苔為半表半裡證），
熱紅寒淡參枯潤（津枯而紅多熱證，色淡而潤多寒證），
陰黑陽黃辨死生（三陰病，舌多黑；三陽病，舌多黃；若反之，則難治），
全現光瑩陰已脫（舌上無苔，如去油豬腰，名鏡面，

不治），

微籠本色氣之平（淡紅中微籠白苔為胃氣，無病），

前人傳有三十六（古人有三十六苔之說），

採摘多歧語弗精。

註：此歌訣係錄自陳修園醫書，註釋部分係作者加上。

二

由來熱病甚堪哀，

舌象多端要細裁，

如假灰焦裂有刺（假熱證，全舌灰黑色，乾糙焦裂，有芒刺、厚苔），

是真白皺積難開（真熱證，全舌白色，有花皺裂積沙，刮之不淨，重則出血），

滯乾實熱黃兼黑（實熱證，全舌或黃或黑，且積滯、乾焦、皺裂有芒刺），

滑軟虛寒白帶灰（虛寒證，全舌淡白、滑軟、無苔點及皺縫），

還有初傳色亦白（邪初傳裡及寒滯積中，全舌白滑，有厚膩之苔），

更多液固絳無苔（血虛液涸證，全舌絳色，無苔或有橫直皺紋而舌短小不等）。

註：（友梅撰韻）因修園辨舌歌過於簡略，特取通俗傷寒論學說作此補充。

（七）聞聲歌

言微言厲盛衰根（氣衰言微為虛，氣盛言厲為實），

譫語實邪錯語（狂言怒罵為實熱，言語錯亂為神昏），

虛呃痰鳴非吉兆（久病呃者或有痰鳴，皆為凶象），

聲音變舊恐離魂（言語聲音突變常者凶）。

註：此歌訣係錄自陳修園醫書，註釋部分係作者加上。

（八）望診歌（友梅撰韻）

鮮妍滯濁論容姿，

外感沉痾要細知（外感不妨滯濁，久病忌呈鮮豔色），

赤愛雞冠夏血聚（赤如雞冠者生，赤如衃血即似凝聚之血者死），

青宜翠羽忌草茲（青如翠羽者生，青如草茲即青中帶白者死），

豕膏枯骨白多異（白如豕膏者生，白如枯骨即白而乾枯者死），

鳥羽煙塵黑有歧（黑如鳥羽者生，黑如煙塵即黑而帶黃者死），

黃色更應加蟹腹（黃如蟹腹者生），

倘如枳實症堪危（黃如枳實，即黃中帶青者死）。

（九）小兒診法說明

5 歲以下小兒，不能別其脈象，只察食指現於外皮之絡象（即手紋）。第一節為風關，第二節為氣關，第三節為命關。男子察其左手，女子察其右手。凡紋色紫者為熱，紅者為寒，青者為驚風，白者為疳積，淡黃者為無病，黑者為危證。現於風關者病輕，現於氣關者病重，現於命關者病危。至於5歲以上，乃用一指就寸、關、尺之位統切之，與大人同。唯每息以六至為準，加則病熱，減則病寒。

（十）小兒診法歌（友梅撰韻）

小兒風氣命三關，輕重與危分別看。
青色為驚白疳積，紫紋具熱紅受寒。
涕多疹痘兼肢冷，脈亂變蒸又食難。
五歲孩提休問切，淡黃絡象保康安。

第二章 療法要錄

（一）呼吸系統疾病

1. 虛癆

昔云：七情（喜怒哀思悲恐驚）受傷為七傷，五臟得病為五癆。

【症狀】倦怠少食，常發熱或寒熱往來，氣色日見憔悴，肌肉日見消瘦，即將入癆證之門。若咳嗽不已，吐血時來時止，是已成癆證，多不治。

【治法】

補脾：如食少倦怠，大便或溏或秘，則以治脾為急，以四君子湯（見第三章方藥歌訣1，後注同此均為簡寫歌訣序數）、六君子湯（1）、歸脾湯（2）主之。

滋腎：如形傷骨痿，面色黯黑，骨蒸煩熱，腫痛氣喘，或畏寒、腹痛、遺精，則以滋腎為急。以六味丸（3）、八味丸（3）主之。

止汗：如盜汗、自汗，宜用當歸六黃湯（4）。

退熱：如脾肺兩虛，發熱惡寒，肢體倦怠，少食作瀉，宜用人參養榮湯（5）。

【調養】宜用七味鴨（7）。

2. 咳嗽

【症狀】諸氣上逆於肺，則嗆而咳。其證分為內傷、外感兩種。

　　內傷：咳而帶痰或有咯血，音嘶、息短、體質日瘦、脈象細數。

　　外感：頭痛、寒熱、流涕、胸悶、脈象浮滑。

　　【治法】內傷按「虛癆」治。外感通常用六安煎（8）（陳修園常去芥子，加乾薑、細辛、五味子、杏仁）為最穩。如因寒不論冬夏，俱用小青龍湯（9）。如因熱，寒熱往來，有咳嗽者，宜用小柴胡湯（10）去人參、大棗、生薑，加乾薑、五味子。帶血則用麥門冬湯（11）、五味子湯（12）等治療咳血要藥。

　　註：文中的阿拉伯數字係第三章方藥歌訣中的序數號。

3. 氣喘

　　【症狀】氣急上奔，謂之喘促。其證分為虛實兩門。

　　【治法】實證：肺氣實而氣路閉塞，宜用葶藶大棗瀉肺湯（13）。虛證：氣促不能接續，而脈虛無力，宜用都氣丸（19）。通治：六君子湯加乾薑、細辛、五味子等治喘神藥。此外，如黑錫丹（14）、蘇子降氣湯（15）均有止喘之效。

（二）循環系統疾病

1. 心痛

　　舊時以心包絡及胃痛均謂心痛，而這裡是指心病而言。

　　【症狀】發熱日久不退，或寒熱往來，痛在心部，亦有兼心悸亢進者。

【治法】如痛甚，用加味百合湯（18）。如兼發熱用五積散（16）。兼心悸用天王補心丹（17）。

2. 怔忡

【症狀】驚悸不安，心臟頻頻搏動，或脈現結代，亦有兼全身水腫者。

【治法】通常用歸脾湯（2）去木香，加麥冬、五味子、枸杞，或用都氣丸（19）。如脈結代用復脈湯（20）。如水腫用濟生腎氣丸（21）。

（三）消化系統疾病

1. 胃痛

【症狀】胃部（在臍上）劇痛，按之稍差，甚者昏迷倒地，其糞便不失色。

【治法】因積用平胃散（22）加木香、砂仁、山楂、麥芽。多酸宜用吳茱萸湯（23）加木香、川連。多痰宜用二陳湯（24）加白朮、澤瀉。有熱宜用金鈴子散（25）。受冷宜用理中湯（26）加附子、桂枝。

2. 腹痛

【症狀】臍之周圍疼痛，痛有作止，壓之稍差，通氣後覺稍鬆。

【治法】下利、脹滿、嘔吐，宜用理中湯（26）；下利雷鳴、嘔吐，宜用附子粳米湯（27）。實證有便閉、腹脹滿而痛者，宜用厚朴三物湯（28）；便閉兼發熱而痛，宜用厚朴七物湯（28）。有痰飲結聚致脾胃不和而痛，宜用香砂六君子湯（1）。脅下疼痛，時吐酸水，宜用茱連

丸（29）。

3. 膈食

【症狀】舊稱胃液乾燥致固體食物不能下嚥而阻隔。

【治法】常法用左歸飲（30）去茯苓，加當歸、生地。如有嘔吐，用啟膈飲（31）。

4. 反胃

【症狀】朝食暮吐，暮食朝吐。

【治法】常法用吳茱萸湯或理中湯加附子、茯苓、半夏、川椒等。如痰飲，用六君子湯（1）加乾薑、附子。

5. 脹滿蠱脹

【症狀】心腹內脹，而其他部位不腫。

【治法】常法宜用平胃散（22）。如為實證，腹滿拒按，宜用厚朴七物湯（28）；腹滿而痛、便實，宜用厚朴三物湯（28）。如為虛證宜用香砂六君子湯（1）。如單腹脹，腹大如鼓，而四肢不腫，宜用枳朮湯（32）加砂仁、雞內金等。

6. 嘔吐噦

【症狀】吐者有物無聲，噦者有聲無物，嘔者聲物俱出。

【治法】常法用二陳湯（24）倍半夏，加生薑；若寒加丁香、砂仁；熱加黃連、竹茹、石斛；食積加神麴、山楂、麥芽、乾薑；噦甚加代赭石、旋覆花。如食穀即吐及吐嘔涎沫，宜用半夏瀉心湯（23）或吳茱萸湯（23）。如食不得入，宜用進退黃連湯（33）。

7. 呃逆

【症狀】氣沖有聲，聲短而頻。寒證為頭痛、惡寒、發熱、脈緊，或腹痛、口中和、手足冷、脈微。熱證為口渴煩躁，甚者潮熱、狂亂、腹滿便便。虛證多在大病身體虛損之後產生。

【治法】普通用代赭旋覆湯（34）。寒證用二陳湯（24）備加生薑、陳皮。或用理中湯（26）加丁香、砂仁。熱證宜用黃芩加半夏生薑湯（39）或承氣湯（78）。虛證宜用六君子湯（1）或六味湯、八味湯。通用藥為二陳湯（24）加竹茹、橘皮。

8. 傷食積聚

【症狀】胸悶、吐酸水、噯腐、腹脹腹痛。

【治法】常法用平胃散（22）加麥芽、山楂、神麴、萊菔子等。如為痰積，平胃散加天南星、半夏。如為酒積，平胃散加葛根。如為水積，平胃散加豬苓、澤瀉、桑白皮、赤小豆。如為肉積，平胃散加山楂。如為果積，平胃散加草果。有寒，平胃散加乾薑、肉桂、附子。有熱，平胃散加黃連、黃芩。脹滿日久不消者，平胃散加枳實、大黃。如脹滿嘔者，用半夏瀉心湯（36）。如兼發熱，用黃連湯（33）。兼吐酸，用吳茱萸湯（23）加黃連。

9. 洩瀉

【症狀】下瀉不止，古人認為是濕氣過甚所致。

【治法】常法用胃苓散（22）有熱、下利有腸垢，加黃芩、黃連；熱甚去桂枝，加葛根；寒甚下利清穀，加吳茱萸、附子；腹痛，加木香；體虛，加人參、附子；食

積，加山楂、神麴；酒積，加葛根。寒證用理中湯
（26）。脾虛下洩，用補中益氣湯（57）加禹餘糧、訶子，
或用香砂六君子湯（1）加禹餘糧。

10. 五更瀉

【症狀】腹瀉發生時常在五更時分，古名為「脾腎
病」，難治。

【治法】主以四神丸（35）加人參、白朮、乾薑、附
子、茯苓、罌粟殼，久服或加穀芽。此外，半夏瀉心湯
（36）、黃芩湯（37）、黃連湯（33）均可治之。

11. 疝氣

【症狀】係男人小腹睪丸腫痛。婦女小腹腫痛亦屬之。

【治法】常法用五苓散（39）加川楝子、木通、木
香、橘核、荔核等。如為久病宜用三層茴香丸（40）。如
睪丸腫大而痛，宜用千金翼洗方（41）或用荔核三五錢，
亦有效。

（四）水液代謝病

1. 水腫

【症狀】皮膚水腫。初起目下如臥蠶（呈腫脹狀），
後漸及全身，口渴，小便多、色赤甚，氣喘。如屬寒，小
便自利、口不渴，為陰水。如屬熱，小便短赤、口渴，為
陽水。實證：壯年腫病驟起，為脾實。虛證：老弱或病
久，腫脹漸成，為脾虛。

【治法】屬寒，用五皮飲（42）加白朮、蒼朮、附
子、乾薑、木香等。上半身腫加防風、蘇葉；下半身腫加

防己、白朮、地膚子。屬熱，用五皮飲加滑石、木通、車前、麥冬、木香等。實證用五皮飲加蘿蔔子、白芥子、枳實、葶藶子等。虛證用五皮飲加人參、砂仁、白朮等。如兼脹滿，宜用胃苓散（22）。如日久或有喘促，宜用濟生腎氣丸（21）。

2. 汗證

【症狀】自汗：醒睡俱出汗為陽虛，其人畏寒。盜汗：睡時出汗，醒時則否，為陰虛，其畏熱。自汗兼盜汗：為陰陽俱虛，其人有怔忡、不眠、煩躁等症狀。

【治法】自汗宜用玉屏風散（43）（以黃耆為君，量可加至五七錢）。盜汗宜用當歸六黃湯（4）。自汗兼盜汗宜用歸脾湯（2）去木香，加麥冬、五味子、生牡蠣、龍骨，或方用人參養榮湯（5）。

3. 癃閉

【症狀】小便點滴不通，甚而為脹為腫，喘滿欲死。熱證：小腹脹痛，尺脈旺。寒證：小腹不痛，尺脈弱。

【治法】通常用八正散（44），或加麻黃、杏仁；夏天可用蘇葉、防風以代麻黃。如為熱證宜用滋腎丸（45）。如為寒證宜用濟生腎氣丸（21）。

（五）神經系統疾病

1. 中風

【治法】驟然猝倒，不省人事，牙關緊閉，痰涎上壅，危在頃刻。

閉證：其人素有鬱熱為熱風，有唇緩、失音、鼻

塞、耳聾、目瞀、握拳、便秘等症狀。

　　脫證：其人素有虛寒為寒風，有口開、手撒、眼合、遺尿、聲如鼾睡、汗出如油等症狀。

　　【治法】常法以小續命湯（46）為主。閉證宜用三化湯（47），但用滌痰湯（24）、稀涎散（48）亦可。脫證宜用參附湯（49），並輔以耆附湯（50）、歸附湯（51）、朮附湯（52）等。中風不語，宜用資壽解語湯（53）及加味六君子湯（1）。

2. 眩暈、頭痛

　　【症狀】實證：邪在表者，寒熱、脈緊、流涕、咳嗽、脊背疼痛；邪在裡者，內熱、脈洪、腦痛兼脹。虛證：因血虛者，蒸熱、脈弦、痛兼煩躁；因氣虛者，遇天陰或寒冷而痛，倦怠、脈微。

　　【治法】實證：邪在表者，主以九味羌活湯（54）；邪在裡者，主以一味大黃散（55）。虛證：因血虛者，宜用六味湯加肉蓯蓉、細辛、川芎；因氣虛者，宜用補中益氣湯（56）加黃耆、川芎。眩暈宜用防眩湯（57），偏正頭風宜用頭風湯（58）。真頭痛：痛甚腦有病，手足冷至節，宜吞服黑錫丹（14）或吳茱萸湯（23）。

3. 癲狂癇

　　【症狀】癲證：哭笑無時，言語無序，其人常靜。狂證：急躁多怒，狂罵不休，不避親人和生人，其人常動。癇證：忽然昏倒，不省人事，口角流涎，手足抽掣或發出五畜聲，數刻即癒，作止有間斷。

　　【治法】癲證：多為虛證，以溫膽湯（59）、磁砂丸

（60）主之。狂證：多為實證，以礞石滾痰丸（61）加烏梅或磁砂丸和生鐵落飲（62）主之。癇證：若火氣盛，宜用當歸龍薈丸（63），若頑痰積，宜用丹礬丸（64）。

4. 腳氣

【症狀】濕性：兩腳腫大，甚者氣喘、怔忡，小腹不仁。乾性：兩脛不腫，或頑麻，或攣急，或緩縱。

【治法】濕性：宜用雞鳴散（65），日久可服八味地黃丸（3）。乾性：宜用四物湯（89）加牛膝、獨活、蒼朮、木瓜、澤瀉。熱證加知母、黃柏、茵陳；寒證加乾薑、附子、吳茱萸、肉桂等。

（六）全身疾病

1. 血證

【症狀】血氣錯亂，病在中焦，凡吐血、咯血、咳血、鼻衄、齒衄、舌衄、大便出血、小便出血、血淋、血崩皆屬之。

【治法】外感吐血、衄血，常用四生飲（66）。內蘊虛熱而致吐衄、便血及血崩，宜用犀角地黃湯（72）。溫攝：凡血證服涼潤藥而益甚者，宜用理中湯（26）。涼瀉：火勢甚而脈洪者，宜用柏葉湯（68）。吐衄或齒齦出血，俱宜用甘露飲（69）。如有血尿，用海螵蛸、乾地、赤茯苓各等分為末，以柏葉、車前子煎湯送下。婦人血崩宜用當歸補血湯（70）加熟地、附子二、三錢，或用龍牡地黃榴梅丸（71）。此外，犀角地黃湯（72）治吐血、衄血、血崩亦有效。

2. 風濕（風痺痿等）

【症狀】風痺：肢節走痛。濕痺：身體麻木不仁。腰痛：腰部痛並及腳部。鶴膝風：脛細而膝腫痛。

【治法】風痺：初起發熱頭痛，宜用五積散（16）；病成後用獨活寄生湯（73）。風痺、腰痛均主以五積散。鶴膝風：初起可用五積散；日久體虛者，宜用十全大補丸（6）加附子、牛膝、杜仲、防風、獨活等。

3. 黃疸

【症狀】陽黃：全身皮膚呈黃色，明澄如橙，煩渴，頭出汗，小便赤，大便結。陰黃：身眼色黃，面色如煙燻，肢體重著，胸脹腹滿，自汗自利，小便混濁。

【治法】宜用茵陳蒿湯（74），陽黃加大黃、梔子；陰黃加附子、乾薑。輕者用豬苓散。

4. 消渴

【症狀】上消：大渴引飲，舌面赤裂，咽熱而乾，小便頻數。中消：多飲易飢、自汗、大便緊、小便數。下消：煩躁引飲，飲亦不多，隨而尿下，小便濁，腿膝日枯，骨節痠痛。

【治法】常法用七味丸（75）或六味丸加桂心、五味子。上消宜用白虎加人參湯（77）。中消用調胃承氣湯（78）。下消宜用腎氣丸（79）。

（七）男性生殖系統疾病

1. 陽痿

【症狀】陰莖不能勃起，妨礙生殖功能。

【治法】常法用還少丹（80）或六味地黃丸（3）各加淫羊藿、肉蓯蓉、北枸杞、鎖陽等。體虛潮熱宜用人參養榮湯（5）。下元衰弱宜用八味地黃丸（3）。

2. 遺精

【症狀】夢遺：每夢與女人交合，因而洩精，久則神思恍惚，脈洪弦。滑精：無夢自遺，出於不覺，脈象多虛細。

【治法】夢遺：宜用龍膽瀉肝湯（81）或封髓丹（82）主之。滑精：宜用金鎖固精丸（214）或十全大補丸（6）加菟絲子、龍骨、牡蠣等。

3. 淋病

【症狀】小便澀痛，欲出不出，欲止不止，其病共有五種。膏淋：下如膏脂。石淋：下如砂石。勞淋：因辛勞過度而得。氣淋：氣滯不通，臍下悶痛。血淋：瘀血停蓄，陰莖中痛如割。

【治法】常法以五淋湯（83）為主。石淋：五淋湯煎送髮灰、滑石。膏淋：五淋混合萆薢分清飲（84）。氣淋：五淋湯加荊芥、香附、麥芽、蘇梗等。勞淋：五淋湯加參耆或合補中益氣湯（56）。血淋：五淋湯加牛膝、鬱金、桃仁，並調麝香一二釐。

（八）女性生殖系統疾病
（經帶胎產為婦科的四大病證）

1. 月經病

【症狀】先期：經來過早，因熱者血多鮮紅，氣虛者

人必疲弱。後期：經來過遲，因寒者色淡而少；因虛者形瘦臉燥，有勞傷之象，俗稱「血癆」。錯雜：經來或早或遲不一，多因氣血敗傷或思慮鬱結所致。閉塞：月經閉塞，一個月以上不來。崩漏：經來如潮湧謂之崩，經來十餘日或連月不止謂之漏。

【治法】四物湯（87）統治經證百病。若氣血雙虛，可服八珍丸（88）。先期用四物湯加續斷、地榆、黃連之類。後期用四物湯加乾薑、肉桂、附子之類。如為錯雜，氣血傷者用四物湯加人參、白朮、蒼朮之類；因鬱結者宜用逍遙散（85）。

閉塞宜用歸脾湯（2）。崩漏宜用荊芥四物湯（89）或膠艾四物湯（89），日久可用補中益氣湯（56）或十全大補丸（6）各加阿膠、側柏葉等。

2. 帶下

【症狀】濕熱：帶下赤白、氣味腥，腰痛，頭暈，面色萎黃。虛損：帶下血薄，腹痛腰痠，脈虛無力。

【治法】濕熱：宜用加味逍遙散（86）或威喜丸（90）加黃柏、滑石、烏賊骨、知母之類。虛損：宜用補中益氣湯（56）加酸棗仁、山藥、黃柏之類，或八味丸（3）加菟絲、車前等。

3. 胎前

【症狀】惡阻：有孕，經停2~3個月後，噁心嘔吐，喜食酸味之品。胎漏：有孕數月後，胎動腹痛下血，亦有因跌打損傷而致。流產：有孕未足月而產出，或已成為習慣。

【治法】凡胎前百病，均可用保產無憂方（91），有胎能安胎，臨產能催生。不拘月份，凡胎動不安，腰痠腹痛皆主之。惡阻宜用惡阻方（92）。胎漏宜用胎漏方（93）。流產宜用千金保孕丸（94）。

4. 臨產

【症狀】難產：已見兒首，而不能產出，或橫生、逆生。漿水過多：血下太多或久下不止。胞衣（即胎盤）不下：兒產出而胎盤不下。

【治法】難產宜用加味芎歸湯（95）。漿水多宜用當歸補血湯（70）。胞衣不下宜以醋湯送下失笑散（96）。

5. 產後

【症狀】惡露：瘀血下不盡，腹痛（俗稱血塊痛）。風痙：中風、發熱、面赤、氣喘、頭痛。

【治法】惡露宜用生化湯（97）。有血塊、痛甚，加益母草、延胡索、山楂炭等。此方加減，能治產後百病。風痙以竹葉湯（98）主之。

6. 乳病

【症狀】乳汁不通：產婦因初產乳脈未行，或因生產過多氣血虛弱，致乳汁不通或短少。無子食乳腫痛：此證甚者，發熱、乳頭有結核，久之將成為乳岩。內吹：有孕時，乳核腫大。外吹：嬰兒食乳時，乳核腫痛。

【治法】乳汁不通：用四物湯（87）加木通、滑石，煮豬蹄湯食之。腫痛宜用回乳四物湯（89）。如發寒熱，宜用荊防牛蒡湯（99）。內吹用柴胡清肝湯（100）。外吹用荊防牛蒡湯（99）。

（九）兒科疾病

1. 鵝口、噤口、撮口

【症狀】鵝口：白屑生滿口舌，如鵝口。

噤口：舌上生瘡，如黍米狀，不能吮乳，啼聲漸小。

撮口：舌撮如囊，口唇青，面色黃或赤，不能吮乳，症甚危險。

【治法】鵝口宜用清熱瀉脾湯（101）。

噤口宜用龍膽湯（102）。

撮口宜用龍膽湯（102）。

2. 臍風

【症狀】初生兒忽然牙關緊閉，腹腫臍腫，日夜啼叫，臍邊呈青黑色，並有青筋現於臍上。若筋延至心部，或嬰兒生下在七日內就得病者皆不治。

【治法】初起宜用驅風散（103）。重證宜用牛黃鎮驚丸（215）。熱甚宜用龍膽湯（102）。

3. 急驚

【症狀】猝然而發，壯熱煩急，面青唇赤，痰壅氣促，牙關緊閉，二便秘澀。

【治法】常法用清熱鎮驚湯（104）。痰盛用牛黃丸（105）。熱甚用加減涼膈散（107）。

4. 慢驚

【症狀】發時緩緩，抽搐時作時止，面色淡黃或青白相兼，身體溫和，昏睡，眼合或露睛，脈來遲緩，大便青色。

【治法】普通用可保立蘇湯（112）。脾虛痰盛用醒脾湯（108）。

5. 慢脾

【症狀】多因吐瀉日久，脾氣大傷，遂致閉目、搖頭、面唇青黯、額上出汗、昏睡、四肢厥冷、舌短、聲啞、頻嘔清水等。

【治法】因吐瀉亡陽用溫中補脾湯（109）。如大病後致成者用固真湯（110）。如精神已虧、身體虛弱以加味理中湯（111）加附子主之。

6. 疳證

【症狀】初起尿如米泔，午後潮熱，久則青筋暴露，肚大堅硬，面色青黃，肌肉消瘦，兩目羞明。此即大人之勞症，凡十五歲以下之患者，皆名為疳。

【治法】消積用清肝理脾湯（113）或肥兒丸（114）。理脾用參苓白朮散（115）。

（十）外科病

1. 瘡瘍

【症狀】

腫瘍：多見實證，火盛氣滯，惡寒發熱，大小便不通，亦有色白平塌之陰疽。

潰瘍：多見虛證，其毒化膿易潰，身體衰弱，瘡口不能收斂。

【治法】

腫瘍：初起時赤腫火掀痛，宜用仙方活命湯（116）；

膿勢將成而未成之際，宜用托裡消毒散（117）；陰疽結核，宜用陽和湯（118）。

潰瘍：宜用十全大補丸（6）；不能收斂，宜用人參養榮湯（5）加五味子、白薇；多膿水，宜用保元大成湯（119）。癰疽潰後，以四物湯（87）為主，氣虛加參、耆；痛加乳香、沒藥、肉桂等；血虛寒熱加柴胡、黃芩等；熱加丹皮、地骨皮等。

2. 損傷

【症狀】

未破口：腫痛、青筋浮起，甚者氣絕，牙關緊閉。

已破口：無論金創、木創及他創，多有寒熱交作，甚者，咬牙吐沫，手足抽動，頭如彎弓。傷口潰爛者較輕，傷口平塌者極重。

【治法】

未破口：若氣初絕時，宜速灌當歸湯（120），又防瘀血攻心，宜用白糖飲（121）。

已破口：宜用玉真散（122）（外敷或內服均有效）。如血流不止，可用刀傷止血藥（123）。

3. 瘰癧

【症狀】多生在耳前、項後、腋間，小者為瘰，大者為癧。生在項前為痰癧，項後為濕癧，左右兩側形軟、發怒即腫為氣癧，堅硬、筋縮為筋癧，連綿如貫珠為瘰癧。雖形狀各異，但都為痰、濕、氣、熱之毒所致。

【治法】初起宜用消瘰丸（124）。病久潰爛宜用逍遙散（85）或陽和湯（118）加夏枯草、海藻、昆布之類。

4. 痔瘡

【症狀】

痔瘡：生於肛門口，肉珠狀，形如雞髻，為外痔。生於肛門內，肛門痛癢，即係內痔。

漏瘡：痔瘡成管，隨時流出血水或膿汁。

【治法】

痔瘡：不論新舊，凡便血、重墜作痛，各宜用防風秦艽湯（210）。

漏瘡：如已成漏，宜用補中益氣湯（56）或四物湯（87）或六味丸（3）。

5. 耳病

【症狀】

耳痛：痰火上升，耳朵紅腫疼痛，時流膿血或如聞蜂鳴。

耳聾：病後眼目時黑發花，脈微細，精力不足。

【治法】

耳痛：宜用龍膽瀉肝湯（81）。

耳聾：如先鳴而後聾，宜用六味丸（3）去丹皮，加磁石、五味子、龜板等；如感冒暴聾，宜用逍遙散（85）去白朮，加半夏、生薑、玉竹、大棗等。

6. 眼病

【症狀】天行赤眼：多為感染時行風熱毒邪所致。眼睛赤腫流淚、羞明、疼痛。因障：外看似好眼，不癢也不痛，但不能見物。瞳孔之內有青白點，是內障；上下胞有胬肉蓓蕾，久而生翳，遮蔽在眼外，是外障。

【治法】赤眼宜用疏風清肝湯（125）。如因障、內障宜用磁砂丸（160）；外障宜用瀉肝湯（126）。

7. 牙舌病

【症狀】

牙痛：牙床紅腫疼痛，喜熱惡寒。

牙疳：牙根臭腐，齒落，若病發作後，數日就穿腮破唇，即為走馬疳。

口舌生瘡：口內或舌面破裂且腫。

【治法】牙痛宜用涼膈散（106）。

牙疳宜用蘆薈消疳飲（127）。

口舌生瘡宜用天王補心丹（17）。

8. 喉病

【症狀】

喉風：咽喉疼痛，聲音難出，痰聲似拽鋸，湯水難下。

喉蛾：即乳蛾，生於咽喉之旁，狀如蠶蛾。雙者重，單者輕；生於關前者，形色易見，生於關後者不見，難治。

【治法】

通常宜用喉痛方（128）或養陰清肺湯（129）。

喉風宜用清咽利膈湯（130）。喉蛾用方同喉風。

（十一）花柳病

1. 赤白湯

【症狀】小便難出，其色渾濁。古醫多以為濕熱下注所致。濕勝熱，則色白；熱勝濕，色為赤。

【治法】普通用萆薢分清飲（84）加蒼朮、白朮、黃柏，或用八正散（44）。如中氣虛宜用補中益氣湯（56）。如命門火衰宜用八味丸（3）加菟絲子、車前子等。

2. 楊梅瘡

【症狀】先發下疳或魚口，繼而下部生瘡，漸至全身。初時大且硬，其後濕而又爛，小便淋澀，骨節疼痛。

【治法】普通用仙遺糧湯（131）或土茯苓湯（132）。如梅毒內結，骨髓疼痛用升麻解毒湯（133），並以鵝黃散（134）外敷瘡面。

3. 下疳、橫痃、魚口、便毒

【症狀】

下疳：龜頭皮處，濕爛疼痛。

橫痃：生在小腿兩旁或大腿縫中，形如腰子。

魚口：生在左胯縫內，形如魚口。

便毒：便毒即便疤，又名血疝。生於右腿縫間，無論男女皆有。

【治法】方選黃耆內托湯（135）。

（十二）傳染病

1. 感冒（傷風）

【症狀】惡風、發熱、頭痛、胃口不好、流淚出涕、咳嗽、嘔吐或全身俱痛。

【治法】輕證選用香蘇飲（67）或荊防排毒散（136）。重證選用防風通聖散（138）。寒季用九味羌活湯。暑季選用銀翹散（139）或桑菊飲（140）。

2. 腸熱（腸傷寒）

【症狀】初發惡寒，繼而大熱（其熱能稽留2~3週以上），大渴，口唇乾燥，頭痛劇烈，舌有白苔，便秘或洩瀉，精神昏迷或發狂譫語，最後溫度下降，舌苔呈暗灰色，大便秘結。如有洩瀉下血，甚為危險。

【治法】近人多以腸熱為濕溫，取待期療法，不必拘用三仁湯（208）、一加減正氣散（209）及杏仁薏苡湯（210）等。凡輕瀉可用增液湯（203）、護胃承氣湯（202）；解熱用三黃石膏湯（212）、白虎湯（76）；鎮靜用紫雪丹（200）或安宮牛黃丸（156）；吐衄用犀角地黃湯（72）；下血用白頭翁湯（147）等。視具體狀況，可參酌採用。張公讓先生云：「第2週或第3週末，使用大黃，以黃連、黃芩等清腸消炎之品為助。」這與蕭俊逸先生所稱「大黃為本病聖藥，可用到熱退為止之語意相似。」惟余治此症，常以甘露飲（69）消炎，加味逍遙散（86）、增液湯（203）通便，天王補心丹（17）供末期調養，亦多收效。日本醫家專用大小柴胡湯（171）（10），分期據症狀加減，亦是對症療法，臨床時也可參考。

3. 癍痧

【症狀】初起嘔吐、咽痛、惡寒、發熱、頭痛或痙攣，一兩日後現出鮮紅色之小疹，先發頸部及胸部，次延及全身，再過三四日，疹子退色或落屑。此症多兼有胸痛及關節疼痛。

【治法】略同痲疹。初起用升麻葛根湯（141）。熱甚用治疫清涼散（142）。重證用化斑湯（143）或清瘟敗毒

飲（154）。日久用甘露飲（69）。

4. 霍亂

【症狀】腹痛、腸鳴、下痢、全身倦怠、胃口不開、四肢厥冷、尿量減少、煩渴、抽筋、脈細而微，甚者絞腸出痧，也有現出以上各症，且腹部劇痛。無瀉或只乾嘔者，為乾性霍亂。

【治法】暑天宜用藿香正氣湯（144）。寒天宜用胃苓湯（22）。四肢厥冷時宜用四逆湯（177）、理中湯（26）。乾性霍亂以通為主，宜用枳實導滯丸（145）。口渴、小便不利，用竹葉石膏湯（201）加川黃連、竹茹、蘆根、黃土水等。

5. 痢疾

【症狀】腹痛，裡急後重，便有膿血，甚者發熱頭痛，日久身體衰弱，下利次數增多；如發熱不退，或由瘧疾轉成或噤口惡痢，均係危證。

【治法】普通治法是最初用人參敗毒散（136）去人參，加粳米。痢疾已成、裡急後重，宜用芍藥湯（146）。如小便短澀，用芍藥湯加滑石二錢，澤瀉一錢五分。如腹痛用芍藥湯加砂仁一錢。滯澀難出，用芍藥湯加當歸、白芍各一錢五分；甚者，用芍藥湯加大黃一錢。便多色白，用芍藥湯加陳皮、砂仁、茯苓各一錢。便多色紅，用芍藥湯加川芎、桃仁各一錢。嘔吐食不下嚥，用芍藥湯加黑梔、蓮子（去心）各三錢，倉米二錢，入生薑汁少許。熱甚，宜用白頭翁湯（147）。食物不能下嚥，宜用倉廩湯（137）。連年累月不止，宜用真人養臟湯（148）。身體衰

弱過甚者宜用四君子湯（1）、六君子湯（1）、四物湯
（87）、補中益氣湯（56）之類，各煎湯送下香連丸
（29）。多服方能奏效。

6. 瘧疾

【症狀】初則惡寒，繼而發熱，大汗出後，熱退如常
時。其病發作有定時，或一日一作，或間日一作，或三日
一作。三日一作之症，較為難治。

【治法】常法：宜用小柴胡湯（10）去人參，加青皮
五分。寒多，用小柴胡湯加乾薑、桂枝。熱多，用小柴胡
湯加知母、花粉。久瘧或三陰瘧宜用截瘧七寶飲（149）。
虛弱過甚可用八味地黃丸（3）、人參養榮湯（5）等。

7. 鼠疫

【症狀】初起頭目眩暈、咽痛、口乾、嘔吐、發熱、
惡寒，繼而耳後或頸部、或腋下、或小腹左右側腫大，面
紅舌燥，呼吸急促，脈速，神昏譫語。亦有未見核腫而咳
血者，其症致命甚速，每不及醫治。

【治法】宜用活血解毒湯（150）或清瘟敗毒飲
（154）。如咯血即用清燥救肺湯（151）。

8. 流行性腦膜炎

【症狀】忽然惡寒發熱，頭痛如劈，項強，四肢麻
木，嘔惡交作，旋即神志不清，發狂妄言，脈象勁疾，瞳
孔散大。急症者數小時致死，慢症者可延至數日，且多會
轉為他證而成廢疾者。

【治法】初起用腦膜炎初期方（152）。病勢危急用治
腦膜炎方（153）或清瘟敗毒飲（154）。神昏譫語用六神

丸（155）、安宮牛黃丸（156）。可多飲用梨汁、荸薺汁、甘蔗汁等。

9. 痘瘡（俗稱「天花」）

【症狀】初發寒戰，繼而熱甚，頭痛嘔吐，亦有譫語痙攣者。其痘先見面部，次及全身；初成水疱，再變為膿疱，漸致聲嘶，下嚥困難，至十二日後，方能退熱結痂。重者於幾日後，瘡頂成為臍窩或變成黑色，多不可治。

【治法】初起宜用升麻葛根湯（141）。發出時用歸宗湯（157）按症加減。身體衰弱，痘不能發出，用保元湯（158）。痘後有眼疾，用撥雲散（161）。痘後發餘毒，用忍冬湯（159）。

10. 麻疹

【症狀】初起打噴嚏、咳嗽、流淚、生涕、咽乾，繼而發熱不退，耳殼及顏面先出麻點，後乃蔓延於軀幹及四肢，重證尚會痙攣，或意識不清，至2~3日後，方能退熱、麻亦消。如疹發出時，忽而自退，熱度增高，其證甚為危險（古稱麻毒內陷）。

【治法】以清金一貫飲（161）按症加減。

附：證治診法歌訣

（一）傷寒證治

中醫治外感病，可以分為兩大類型，一為傷寒，二為溫病。唐宋以前，治病的方法都依照《傷寒論》，初起

用藥，以發表瀉下為主。此法對病程短的病證（非稽留性熱病）有迅速解決之妙，但是對病程長的病證（如稽留性熱病等）不但不能收效，反而有誤病情。金元以後，經過醫家不斷研究，才有溫病學說之成立。其法以戒汗慎下為主，於治病程長的病證，著有奇效。今將兩種學說列表如下，醫者可根據疾病的情況，分別採用。

1. 六經病象七言歌（友梅撰韻）

六經病證有定章，頭痛項強屬太陽，

寒熱少陽兼利嘔，陽明胃實又熱狂，

太陰腹痛時自利，下利少陰欲寐常，

更有吐蛔氣上逆，厥陰為患實堪傷。

2. 六經證治總表

表 7 ◆ 六經證治總表

經證	症狀	脈象	舌苔	治法
太陽證	頭痛、項強、惡寒、發熱	脈浮（主表證）	無苔而潤，亦有苔微白而薄，甚者苔色淡白	發汗法
少陽證	口苦、咽乾、目眩、寒熱往來，亦有痞、痛、利、嘔之證	脈弦（主半表半裡證）	偏於半表者，苔白滑；偏於半裡者，舌多紅而苔白，間現雜色	和解法
陽明證	身熱、目痛、鼻乾、不得眠，甚者潮熱譫語，手足腋下汗出，腹滿大便硬	脈大（主實證）	舌正黃	攻下法

太陰證	腹滿、吐食自利、不渴、手足溫，時有腹痛	脈濡（主濕證、諸虛證）	苔多灰，甚則灰黑	溫補法
少陰證	欲寐、惡寒、口中和、腹痛、下利清穀、小便白，亦有煩躁不得臥、口中熱、下利清水、小便赤	脈細微（脈細，主陰虛證）（脈微，主陽虛證）	舌多紅	滋補法
厥陰證	消渴、氣逆、心中疼熱、飢不欲食、食則吐蚘、下之利不止	澀（主陽虛證，主燥證）	舌多焦紫，亦有清滑	清涼法

3. 太陽證治表

表 8 ◆ 太陽證治表

總候	證別	治法	病綱	證候	用藥	方號
頭痛、項強、惡寒、發熱	經證	汗法	有汗	脈緩、自汗、惡風，為虛邪	桂枝湯	162
				上病過八九日不解，如瘧狀	桂枝麻黃各半湯	163
				服桂枝湯發大汗後，形如瘧狀，日現發	桂枝二麻黃一湯	163
			無汗	脈浮緊、無汗、惡寒，為實邪	麻黃湯	163
				無汗、煩躁	大青龍湯	164
				乾嘔而咳	小青龍湯	9

腑證	下法	膀胱蓄水	口渴、煩躁不得眠、脈浮、小便不利、水入而吐	五苓散	39
		膀胱蓄血	患者如狂、小腹硬滿、小便自利、脈沉	桃仁承氣湯	165
汗下失宜證			出大汗後，大渴、大煩不解、脈洪大	白虎加人參湯	77
			吐下後，八九日不解，惡風、大渴、舌乾燥、欲飲水數升		
			六七日不大便，頭痛、大熱	小承氣湯	78
			患者有熱，汗出則解，如瘧狀，脈實	大承氣湯	78
			如上狀，脈虛	桂枝湯	162
			發汗後，不惡寒而發熱	調胃承氣湯	78
汗下太過證			不應下而下之，續得下利清穀、身疼痛	四逆湯（以救清穀）	177
				桂枝湯（以救疼痛）	162
			大汗、大下利、厥冷	四逆湯	177
			發汗太過，遂漏不止，惡風，小便困難，四肢微急，難以屈伸	桂枝加附子湯	195
			發汗太過，仍發熱，心下悸，頭眩，身瞤動	真武湯	178

4. 少陽證治表

表 9 ◆ 少陽證治表

症別	病綱	證候	用藥	方號
經證	口苦、咽乾、目眩、寒熱往來	心中痞硬、微煩、痛不止,為實火	大柴胡湯	171
		胸脅苦滿、不欲食、心煩、喜嘔,為虛火	小柴胡湯	10
腑證	利	自利	黃芩湯	37
	嘔	利而兼嘔	黃芩加半夏生薑湯	38
	痞	嘔而痞不痛	半夏瀉心湯	36
	痛	嘔而腹痛	黃連湯	33

5. 陽明證治表

表 10 ◆ 陽明證治表

症別	病綱	病候綱要	證候	症狀		用藥	方號
經證	身熱、目痛、鼻乾、不得眠、反惡熱	未罷太陽證	頭痛、惡寒	自汗脈緩	項背強几几者	桂枝湯	162
						桂枝加葛根湯	166
				無汗脈浮	項背強几几者	麻黃湯	163
						葛根湯	188
		已罷太陽證	無頭痛、惡寒	壯熱、口渴,即陽明經本證		白虎湯	76

腑證	太陽陽明證	脾約	因太陽經證失治而轉為陽明，小便數、大便硬	麻仁丸	167
	少陽陽明證	便難	因少陽經證失治而轉陽明，大便結、乾燥	蜜煎導方	168
				豬膽汁導方	169
	陽明證	胃實	陽氣素盛或有宿食或外邪轉入胃腑	承氣湯	78

（註：「潮熱、譫語、手足腋下汗出、腹滿、大便硬」對應 腑證）

宋元以後的醫書，皆謂：「邪從三陽傳入，俱為熱證，惟有下之一法；不從三陽傳入，而逕入三陰之臟，稱曰直中，惟有溫之一法。」陳修園雖力斥其謬，然其說亦未可厚非也。又近人治太陽經證，冬月以九味羌活湯（54）、夏月以香蘇飲（67）來代桂枝湯（162）、麻黃湯（163）兩湯，平穩且有奇效。

6. 太陰證治表

表 11 ◆ 太陰證治表

總候	證別	病症			用藥	方號
腹滿、吐食、自便、不渴、手足溫，時有腹痛	邪從陰化	自利，時有腹痛，手足溫			理中湯	26
		服前藥而不癒者			四逆湯	177
	邪從陽化	發汗後，汗出不解，腹痛			大承氣湯	78
			腹滿，時痛時止		桂枝加芍藥湯	173
			大便堅實而痛		桂枝加大黃湯	174

7. 少陰證治表

表 12 ◆ 少陰證治表

證別	病綱	治法	證候	用藥	方號
寒化證	無熱惡寒	交陰陽法	本當無熱而反發熱	麻黃附子細辛湯	176
		微發汗法	三日後，無裡證，非汗不解，過汗又恐傷其腎液	麻黃附子甘草湯	176
	欲寐、小便白、惡寒、脈沉細或沉微欲絕、腹痛、下利清穀	溫劑法	手足厥冷、吐利、小便多、下利清穀、內寒外熱、脈細欲絕	四逆湯	177
			裡寒外熱、面赤或腹痛、或乾嘔或咽痛，利止、脈不出或脈出而厥	通脈四逆湯	177
			下利	白通湯	180
			下利不止、厥逆無脈、乾嘔煩	白通加豬膽汁湯	181
			四五日後，腹痛、小便不利、四肢疼痛、自下利	真武湯	178
			身痛、手足寒、骨節痛、脈沉	附子湯	179
			吐利、手足逆冷、煩躁欲死	吳茱萸湯	23

證別	病綱	治法	證候	用藥	方號
熱化證	欲寐、小便赤、煩躁、脈沉細、數不得臥、口中熱、下利清水	補正救陰法	少陰病二三日，咽痛者	甘草湯	182
			服上藥不瘉者	桔梗湯	183
			咽中生瘡，不能言語	苦酒湯	184
			咽中痛	半夏散及湯劑	185
			下利、咽痛、胸滿、心煩	豬膚湯	186
			二三日後，心煩不得臥	黃連阿膠湯	187
			下利六七日，咳而嘔，口渴，心煩不得眠	豬苓湯	39
			二三日至四五日，腹痛、小便不利、下利、便膿血	桃花湯	188
		攻邪救陰法	二三日後，口燥舌乾者	小承氣湯	78
			六七日後，腹脹不大便	大承氣湯	78
			自利清水，色純青，心下痛，口乾燥	調胃承氣湯	78

8. 厥陰證治表

表 13 ◆ 厥陰證治表

證別	證候	用藥	方號
總病	消渴、氣上衝心、心中疼熱，飢不欲食、食則吐蚘，下利不止	烏梅丸	189
寒化證	病初起，手足厥冷、脈微	當歸四逆湯	190，久寒加生薑、吳茱萸，酒水煎
	脈結代、心下悸動	炙甘草湯	191
熱化證	脈滑而厥，洩瀉下重	四逆散	194
	欲飲水數升者	白虎湯	76
	熱利下重而渴欲飲水者	白頭翁湯	147
積水證	心下悸	茯苓甘草湯	193
	腹中急痛	小建中湯	192
	服前藥不瘉者	小柴胡湯	10

陳修園謂：「凡小兒驚風之證，皆屬傷寒。但發熱者需照太陽治法，因熱變證亦同；吐瀉不止者需照太陰治法，慢脾證亦照此治之。惟三陽獨取太陽，三陰獨取太陰。」

9. 傷寒證治五言歌（友梅撰韻）

太陽經證病，頭痛而項強，惡寒兼發熱，虛實宜細詳。虛者必自汗，主以桂枝湯，過經猶不解，各半用維良，汗後再發熱，表散亦無傷，桂枝湯二份，合一份麻黃；若為邪實證，無汗亦惡寒，其脈浮又緊，麻黃湯是餐，憑此再加減，治法非一端，青龍分大小，咳止並躁

安。腑證表不出，邪入於膀胱，蓄水與蓄血，其證本無常，小便苟不利，五苓散是將，桃仁承氣下，小腹硬滿康。汗下如太過，四逆真武施，承氣與白虎，用系因失宜，凡此誤治害，醫者要早知。

少陽經證病，寒熱常往來，目眩口乾苦，虛實各為災，柴胡湯大小，用之需酌裁。腑證必自利，黃芩湯為宜，夏薑苟加入，嘔吐病亦離，如兼有腹痛，黃連湯不潰，瀉心半夏類，嘔痞證堪醫。

陽明經證病，目痛又鼻乾，身熱反惡熱，欲求鼾睡難。太陽若未罷，脈緩必自汗，桂枝湯一方，可以資表散，項背几几然，需加葛以換，脈浮而無汗，麻黃湯最優，項背強益甚，葛根湯可療；壯熱口又渴，是已罷太陽，通利大小便，宜用白虎湯。倘變為腑證，潮熱並譫語，腹滿大便硬，汗出莫能拒。如見小便數，係為太陽陽明，麻仁丸一服，熱證亦可平；若少陽陽明，大便必燥結，膽汁與蜜煎，能專治邪閉；唯正陽明證，系屬胃家實，三種承氣湯，能立除斯疾。

太陰病邪化，從陰與從陽，吐利兼腹痛，理中用不妨，如果未見效，即宜四逆湯；痛在發汗後，承氣能寬腸，桂枝加芍藥，時痛亦所長，唯有便秘痛，桂需加大黃。

少陰病治法，寒熱分兩端，其證但欲寐，辨之殊困難。水白利清穀，口和脈又微，是為寒化證，三種法須知，始傷即發熱，治宜交陰陽，溫經兼表散，麻附細辛湯；過後無裡證，須用微汗解，麻附甘草方，用之亦最

火；脈微肢又厥，四逆湯是將，通脈四逆類，汗出不解嘗，若再見不利，即宜用白通，加以豬膽汁，煩躁疾以攻，汗下仍煩躁，茯苓四逆崇，肢痛及自利，真武力最強，脈沉骨節痛，附子湯不忘，利厥心煩躁，須用吳茱萸。熱證脈細數，口熱小水清，攻邪與補正，治法需求精。腹脹不大便，口燥並舌乾，又有心下痛，須用承氣寬；咽痛在初起，桔梗甘草止，半夏與苦酒，其效亦無比，胸滿煩下利，豬膚湯以熬，心煩不得臥，宜黃連阿膠，倘咳嗽嘔吐，豬苓湯是宜，大便有膿血，須用桃花調。

　　兩陰交盡證，其名曰厥陰，蛔利身熱痛，消渴氣衝心，腹飢不欲食，邪熱久相侵，主治有端藥，首推烏梅丸；結代心下悸，炙草湯可餐，當歸四逆類；脈微肢厥良，久寒須加味，吳茱萸生薑；熱利慾飲水，宜用白頭翁；肢厥並洩瀉，四逆散是崇；欲飲水數升，白虎力最雄；腹痛陽脈澀，交與小建中，服後仍不癒，小柴胡同用，茯苓甘草類，悸厥亦見功。

（二）溫病症治

1. 溫病七言總歌（友梅撰韻）

不將溫病屬陽明（舊時有人認為溫病屬於傷寒陽明證），

清代吳瑭論最精（清代吳瑭著《溫病條辨》，敘述甚詳）。

風暑濕分看症象（他把溫病分為風溫、暑溫和濕溫

三種），

　　上中下別指病程（他又把溫病的過程分為上焦、中焦和下焦三期）。

　　祛邪最忌汗陽失（溫病忌用發汗藥，恐怕會失汗亡陽），

　　扶正需求津液生（溫病要用養陰生津類藥，以使津液充足）。

　　治法特殊由經驗，醫家莫事再紛爭。

2. 溫病上焦診治表

表 14 ◆ 溫病上焦診治表

類別	病綱	證候		用藥	方號
風溫	脈不緩不緊而動數，或兩寸獨大，尺膚熱	初起	熱不惡寒而渴	銀翹散	139
			但咳不熱，微渴	桑菊飲	140
			面赤、惡熱、大汗、脈浮洪、渴甚	白虎湯	76
冬溫類（或稱太陰溫病）	頭痛、微惡風寒、身熱、自汗、口渴或不渴而咳、午後熱甚	重證	口渴、白沫黏滯	五汁飲	196
			吐血或衄血	犀角地黃湯	72
			舌焦不渴	清營湯	197
			發斑	化斑湯	143
			神昏譫語	清宮湯	198
			舌蹇語澀	紫雪丹	200
				安宮牛黃丸	156

		發熱、惡寒、身重疼痛、肢冷、口開、齒燥、自汗	白虎湯	76
暑溫（伏暑類）	暑溫多手太陰證，形似傷寒，但右脈洪大而數，左脈反小，口渴甚，面赤汗出		清暑益氣湯	205
		暑溫，汗多、脈數大；伏暑，舌赤、口渴、汗多	生脈散	206
濕溫（寒濕類）	頭痛、惡寒、身重、疼痛、舌白、不渴、脈弦細而澀、面色淡黃、胸悶、不飢、午後身熱	神昏、耳聾、目瞑、不欲言、下之則洞洩	三仁湯	208

3. 溫病中焦診治表

表 15 ◆ 溫病中焦診治表

類別	病綱	證候	用藥	方號
		脈洪而芤	白虎加人參湯	77
	面目俱赤、語聲重濁、呼吸粗、大便閉、小便澀、舌苔老黃（甚則黑有芒刺），但熱不惡寒、日晡益甚	脈浮而促	減味竹葉石膏湯	201
		身燥而脈不得，或頭汗、譫語、無大便	小承氣湯	78
風溫、溫毒、冬溫類		無汗、小便不利、譫語、無大便或純利稀水無糞	調胃承氣湯	78
		下後，熱不退、口燥、咽乾、舌乾黃或金黃、脈沉而有力	護胃承氣湯	202
		症同上，脈沉而弱	增液湯	203

暑溫		熱久、舌絳苔少	加味清宮湯	199
（伏暑類）		熱閉、內竅、神志不清	紫雪丹、清宮湯	200、198
濕溫		脘悶、腹脹、大便不暢	一加減正氣散	209
（寒濕類）		咳嗽、頭脹、不飢、舌白、肢體若廢	杏仁薏苡湯	211

4. 溫病下焦診治表

表 16 ◆ 溫病下焦診治表

類別	證候	用藥	方號
風溫、溫毒、冬溫類	身熱、面赤、口乾、舌燥甚、齒黑唇裂，或已下或未下，或已下熱不退，或脈結代	加減三甲復脈湯	204
	舌強、神昏、汗出不止	救逆湯	20
	熱深、厥深、脈細促、心動	三甲復脈湯	204
暑溫（伏暑類）	熱久、寢食不安或神志不清	三才湯	207
濕溫（寒濕類）	神昏竅阻、小腹硬滿、大便不下	宣清導濁湯	212

5. 風溫五言歌

風溫即溫熱，溫疫冬溫同，發熱不惡寒，銀翹散是崇，如咳有微渴，桑菊有奇功，汗出渴惡熱，須用白虎湯；重證口黏滯，五汁亦無妨，兼有吐與衄，宜犀角地

黃，舌焦或斑出，清營化斑良，若現神昏證，清宮紫雪長，更有牛黃丸，震懾力尤強。中焦脈洪芤，白虎加人參，舌黃面目赤，竹葉石膏堪，譫妄脈不浮，小承氣以探，秘瀉或乾燥，調護是指南，更有增液湯，潤腸味頗甘，此等輕瀉藥，治溫要細談。下焦脈結代，復脈用無疑，神昏汗又出，救逆莫延遲，厥悸脈細促，三甲是良規。

6. 暑溫五言歌

暑溫與伏暑，上焦汗渴憂，白虎及清暑，生脈各需求，清宮湯加味，熱久不為愁，神昏內竅閉，需用紫雪流，傳及於下焦，神志多不清，唯有三才湯，兩補可回生。

7. 濕溫五言歌

濕溫寒濕害，身重熱不飢，上焦三仁湯，耳聾目瞑宜，如傳及中焦，脘悶腹脹時，正氣一加減，整便有專司，杏仁薏苡類，能起若廢肢，竅阻便不下，下焦證可危，宣清導濁方，服下可支持。

第三章 方藥歌訣

本章中將方藥加以編號，供讀者查詢方便。

1. 四君子湯、六君子湯加減

四君子湯治虛弱、洩瀉等，六君子湯治虛弱、氣喘、反胃、久呃、久洩等，薑砂六君子湯治腹痛、脹滿等，加味六君子湯治中風。

歌訣：夏陳參朮苓甘同，加入香砂痞滿通，
　　　　若益竹薑麥附子，方名加味善祛風。

人參、白朮、茯苓各二錢，甘草（炙）一錢，加薑棗煎，名四君子湯。

若再加陳皮、半夏各一錢，名六君子湯。

六君子湯再加木香、砂仁各八分，名香砂六君子湯；加麥冬三錢，附子一錢，竹瀝五分，生薑汁二錢，名加味六君子湯。

2. 歸脾湯

歸脾湯治虛弱、怔忡、月經病等。

歌訣：歸脾湯內朮耆神，參志香甘與棗仁，
　　　　龍眼當歸十味外，若加熟地失其真。

炙黃耆三錢，人參、白朮（蒸）、酸棗仁（炒黑）、當歸、茯神、龍眼肉各二錢，木香五分，炙甘草一錢，遠志（去心）五分，水煎服。

加熟地者，為黑歸脾湯。

3. 六味丸、八味丸（或八味地黃湯）

六味丸（六味地黃丸）治虛弱、氣喘、眩暈、頭痛等，八味丸治虛弱、腳氣、陽痿、小便赤白濁、久瘧等。

歌訣：六味滋陰益腎肝，萸薯丹澤地苓丸，

再加桂附扶心火，八味功同九轉丹。

熟地八兩，山萸肉、懷山藥各四兩，牡丹皮、澤瀉、茯苓各三兩，製丸，即為六味丸；藥量改「兩」為「錢」（即改一兩為一錢），水煎，名六味地黃湯。

六味丸加附子、肉桂各一兩，製丸，名八味地黃丸；若藥量改「兩」為「錢」，水煎，即為八味地黃湯。

4. 當歸六黃湯

當歸六黃湯治虛弱、盜汗等。

歌訣：火炎汗出六黃湯，二地芩連柏與當，

倍用黃耆偏走表，苦堅妙用斂浮陽。

生地黃、熟地黃、黃柏、黃芩、黃連、當歸各等分，黃耆加倍。

5. 人參養榮湯

人參養榮湯治虛弱、汗症、久瘧等。

歌訣：人參養榮本十全，去芎陳志五味添，

食少神衰心氣怯，養榮益氣損能填。

6. 十全大補丸

十全大補丸治風濕病、遺精、月經病、瘡瘍等。

歌訣：桂耆加入八珍煎，大補功宏號十全，

再益志陳五味子，去芎辛竄養榮專。

人參、白朮、茯苓、甘草名四君子湯。川芎、當

歸、熟地、白芍名四物湯。四君子湯方合四物湯方名八珍丸；再加肉桂、黃耆名十全大補丸。十全大補丸去川芎，加遠志、陳皮、五味子名人參養榮湯。

7. 七味鴨

七味鴨治虛損、咳嗽、痰喘等。

歌訣：鴨煎七味用維宏，白朮歸中地熟生，
　　　　貝母茯神除痰嗽，骨皮瀉火有奇能。

生地、熟地、當歸（中）、茯神、白朮各三錢，川貝二錢，地骨皮四錢，老鴨一隻，加陳酒煮服。

8. 六安煎

六安煎治傷風咳嗽。

歌訣：六安芥杏合二陳，咳嗽風寒唯此珍，
　　　　去芥特加薑細味，莫因身熱棄溫辛。

二陳湯加杏仁（去尖）二錢、白芥子（研炒）一錢，或去白芥子，加乾薑、細辛、五味子，水煎服。

9. 小青龍湯

小青龍湯治咳嗽多痰。

歌訣：小青龍湯治水氣，薑桂夏芍甘辛味，
　　　　喘咳嘔噦渴利憂，先煎麻黃去頭沸。

麻黃、桂枝、芍藥、炙甘草各二錢，半夏一錢五分，五味子、細辛各一錢，先煎麻黃去沫，後入諸藥煎服。

10. 小柴胡湯

小柴胡湯治咳嗽、瘧疾等。

歌訣：小柴和解著良方，半夏人參薑棗同，

益以黃芩兼甘草，少陽各病此為祟。

柴胡四錢，人參、黃芩、炙甘草、生薑各一錢五分，半夏二錢，大棗二枚，水煎服。

11. 麥門冬湯

麥門冬湯治咳嗽帶血。

歌訣：麥冬湯內用桑茹，橘夏地麻味苑儲，

薑草合成十一味，血咳病後總能除。

麥冬（去心）二錢，桔梗、桑根皮、半夏、生地黃、紫菀、竹茹各一錢，麻黃七分，炙甘草五分，五味子十粒，生薑一片，煎服。

12. 五味子湯

五味子湯治咳血。

歌訣：五味子湯本千金，桑茹菀斷地黃尋，

增來橘草同小豆，咳血內傷效可欽。

五味子（研）五分，桔梗、甘草、紫菀、續斷、竹茹、桑根皮各一錢，生地二錢，赤小豆一撮，水煎服。

13. 葶藶大棗瀉肺湯

葶藶大棗瀉肺湯治氣喘。

葶藶子（隔紙炒，研如泥）半錢，大棗十二枚，煎服。

14. 黑錫丹

黑錫丹治氣喘、眩暈、頭痛等。

歌訣：止喘方推黑錫丹，硫黃入錫結成團，

葫蘆故紙茴沉木，桂附金鈴肉蔻丸。

沉香、附子（炮）、葫蘆巴、肉桂各五錢，小茴香、

補骨脂（即破故紙）、肉荳蔻、木香、金鈴子（去核）各一兩，硫黃、黑錫（與硫黃炒成細粒）各三兩，共為丸，每服五分。

15. 蘇子降氣湯

蘇子降氣湯治暴發氣喘。

歌訣：降氣湯中蘇半歸，橘前沉朴草薑依，

風寒咳嗽痰涎喘，暴病無妨任指揮。

紫蘇子（微炒）二錢，前胡、當歸、半夏、陳皮、厚朴各一錢，沉香、炙甘草各五分，加薑棗煎服。

16. 五積散

五積散治全身各部疼痛、風濕病等。

歌訣：局方五積散神奇，歸芍參芎用更奇，

橘芷夏苓薑桂草，麻蒼枳朴與陳皮。

當歸、蒼朮、麻黃、陳皮各一錢，厚朴、乾薑、芍藥、枳殼各八分，半夏、白芷各七分，桔梗、炙甘草、茯苓、肉桂、人參各五分，川芎四分，薑三片，蔥白三根，水煎服。

17. 天王補心丹

天王補心丹治心跳、牙舌痛。

歌訣：天王遺下補心丹，為憫山僧講課難，

歸地二冬酸柏遠，三參苓橘味為丸。

生地黃四兩，酸棗仁、當歸、柏子仁、麥冬、天冬、五味子各一兩，白茯苓、遠志、人參、丹參、玄參、桔梗各五錢，共研末，煉蜜為丸，金箔為衣。每服三錢，臨睡前用燈心草、紅棗湯送下。

18. 加味百合湯

加味百合湯治心痛。

歌訣：百合加味腹桑陳，赤茯豬苓參麥珍，

蘇葉兜蕤草枳貝，再加蔻薤拯苦辛。

百合、大腹皮、桑白皮、陳皮、赤茯苓、豬苓、人參、麥冬、甘草、枳殼、蘇梗各三錢，馬兜鈴七枚，再酌加葳蕤、川貝、肉荳蔻、薤白等四味，研為末，每服四錢，開水送下。

19. 都氣丸

都氣丸治怔忡。

歌訣：六味丸加五味子，丸名都氣虛喘安。

熟地黃104克，山萸肉、乾山藥各52克，牡丹皮、白茯苓（去皮）、白澤瀉（去毛）各40克，五味子30克。上七味為末，煉白蜜丸，如梧桐子大。

20. 復脈湯、救逆湯

復脈湯治怔忡、脈結代，救逆湯治怔忡、不寐。

歌訣：復脈原來本炙甘，麥冬地芍膠麻參，

麻仁不用加龍牡，震懾真陰救逆堪。

復脈湯即炙甘草湯加減：炙甘草、乾地黃、白芍各六錢，連心麥冬五錢，阿膠、火麻仁各三錢。本方去麻仁，加龍骨、生牡蠣八錢，即名救逆湯。

21. 濟生腎氣丸

濟生腎氣丸治癃閉和慢性水腫等。

歌訣：腎氣丸名別濟生，車牛八味合而成，

腹膨腹腫痰如壅，氣化因溫水自行。

熟地黃四兩，茯苓、山藥、山茱萸各二兩，丹皮、澤瀉各一兩五錢，車前子、牛膝各一兩，肉桂、附子各五錢，蜜丸，空腹米湯送下。

此方即是八味丸加車前子、牛膝。

22. 平胃散、四苓散、胃苓湯

平胃散治胃痛、脹滿、傷食積聚等，四苓散治洩瀉，胃苓散治洩瀉、水腫、吐瀉等。

歌訣：甘蒼厚朴與陳皮，平胃寬胸用最宜，

　　　澤朮茯豬四苓散，合劑消腫效無疑。

蒼朮、厚朴（炒）、陳皮各二錢，甘草一錢，加薑煎服，名平胃散；加白朮、澤瀉、豬苓各一錢五分，茯苓四錢，即為四苓湯。平胃散和四苓湯兩方合劑，即名胃苓湯。

23. 吳茱萸湯

吳茱萸湯治胃痛、反胃、嘔吐等。

歌訣：陽明吐穀喜茱萸，薑棗人參並並驅，

　　　吐利燥煩手足冷，吐酸頭痛立功殊。

吳茱萸（湯泡）三錢，人參一錢五分，大棗四枚，生薑六錢，水煎服。

24. 二陳湯、導痰湯、滌痰湯

二陳湯治胃痛、嘔吐、咳嗽等，導痰湯治中風輕證，滌痰湯治中風痰湧。

歌訣：二陳苓草夏和陳，更有導痰星枳珍，

　　　再益菖茹與潞黨，滌痰降逆效如神。

陳皮一錢五分，半夏、茯苓各三錢，炙甘草一錢，

加薑煮，名二陳湯；加枳實、南星，名導痰湯；導痰湯再加黨參、菖蒲、竹茹，名滌痰湯。

25. 金鈴子散

金鈴子散治疝痛。

歌訣：金鈴子散妙如神，須辨諸疼作止頻，
胡索金鈴調酒服，制方原是遠溫辛。

金鈴子（即川楝）（去核）、延胡索各二兩，研為末，每服三錢，用黃酒送下。

26. 理中丸、理中湯

理中丸及湯治胃痛、腹痛、反胃、吐瀉等。

歌訣：理中湯主理中鄉，甘草人參朮與薑，
嘔利陰寒腹痛甚，或加桂附總扶陽。

人參、白朮、甘草、乾薑各三兩，共研末，煉蜜為丸，如雞蛋黃大，每服一丸（研碎），日服三次，服後啜熱粥，以腸熱為度。

27. 附子粳米湯

附子粳米湯治腹痛。

歌訣：粳米特調附子湯，棗甘半夏合成方，
腹寒切痛兼嘔吐，日夜煎來三服康。

附子（製）二錢，半夏四分，炙甘草一錢，粳米（布包）五錢，大棗二枚，水煎熱服。

28. 厚朴三物湯、厚朴七物湯

厚朴三物湯治腹痛脹滿，厚朴七物湯治腹痛脹滿有熱。

歌訣：厚朴古傳三物湯，大黃枳實合成方，

增來桂草加薑棗，七物命名邪熱匡。

厚朴三物湯：厚朴四錢，大黃三錢，枳實一錢五分。厚朴七物湯：即厚朴三物湯加桂枝、甘草、生薑各一錢五分，大棗三枚。水煎服。

29. 茱連丸、香連丸

茱連丸治胃痛酸多，香連丸治久痢。

歌訣：茱連六一左金丸，肝鬱脅痛並吐酸，

更有痢門通用劑，香連丸子保康安。

黃連六兩，吳茱萸（鹽湯泡）一兩，研末為丸，名茱連丸。如用黃連二十兩（和吳茱萸十兩、水拌浸一宿，同炒，去吳茱萸），木香四兩五錢八分，合研為末，糊丸，為香連丸。每服二、三錢，空腹米湯送下。

30. 左歸飲

左歸飲治膈食虛證。

歌訣：左歸飲內用地苓，杞草同煎效更靈，

再益茱萸滋腎水，胃陰開展隔堪寧。

此方即六味丸去牡丹皮、澤瀉，加枸杞子、炙甘草，水煎服。

31. 啟膈飲

啟膈飲治膈食。

歌訣：心悟曾傳啟膈方，沙丹荷蒂杵頭糠，

鬱金苓貝砂仁殼，宣導石蒲更不忘。

川貝母一錢五分（切片，不研末），沙參三錢，丹參二錢，川鬱金五分，乾荷蒂三個，砂仁殼四分，杵頭糠（即杵頭附著之米糠）二錢（布包），茯苓一錢五分，石

菖蒲四分，水煎服。

32. 枳朮湯

枳朮湯治蠱脹。

歌訣：枳實二錢，白朮四錢。

　　　　一日三服，至腹軟為止。

33. 黃連湯

進退黃連湯治五更洩及嘔吐。

歌訣：黃連湯本傷寒方，進法合將原劑嘗，

　　　　不用桂枝連減半，再加肉桂退須詳。

　　黃連、炙甘草、乾薑、人參、半夏各一錢五分，桂枝一錢，大棗二枚。進法用本方七味（俱生用，不必製），水煎溫服；退法不用桂枝（或用五分），黃連減半，加肉桂，逐味製熟（黃連、半夏各用薑汁炒，甘草用蜜炙，乾薑炮製，人參用人乳拌蒸），服法同前。

34. 代赭旋覆湯

代赭旋覆湯治痞鞕、噫氣等。

歌訣：代赭旋覆用人參，半夏甘薑大棗臨，

　　　　重以鎮逆鹹軟痞，痞鞕噫氣力能禁。

　　代赭石一兩，人參二兩，旋覆花、甘草各三兩，半夏半斤，生薑五兩，棗十二枚，水煎服。

35. 四神丸

四神丸治五更瀉。

歌訣：四神故紙與吳茱，肉蔻除油五味俱，

　　　　大棗須同薑煮爛，五更腎瀉火衰扶。

　　破故紙（即補骨脂）四兩（酒浸炒），吳茱萸一兩

（鹽小炒），肉荳蔻二兩（麵裡煨），五味子三兩，大紅棗四十九枚，加生薑四兩，同煮至紅棗爛，去薑共搗為丸，臨睡前鹽湯送下，不宜早服。

36. 半夏瀉心湯

半夏瀉心湯治五更瀉及痞滿等。

歌訣：煎來半夏瀉心湯，痞滿何憂勢猖狂，

薑棗參芩連甘草，疏通膠滯保健康。

半夏三錢，黃芩、乾薑、炙甘草、人參各一錢五分，黃連五分，大棗二枚，水煎服。

37. 黃芩湯

黃芩湯治呃逆、五更瀉等。

歌訣：黃芩湯用芍甘草，太陽少陰合病討，

下痢只需用本方，並嘔薑夏加之好。

黃芩三錢，炙甘草、芍藥各二錢，大棗三枚，水煎服。

38. 黃芩加半夏生薑湯

黃芩加半夏生薑湯治下痢、嘔吐等。

歌訣：黃芩湯用芍甘草，太陽少陰合病討，

下痢只需用本方，並嘔薑夏加之好。

黃芩三錢，炙甘草、芍藥各二錢，大棗三枚，酌加半夏、生薑，水煎服。

39. 五苓散、豬苓散、豬苓湯

五苓散治水瀉，豬苓散治黃疸、小便不利等。

歌訣：桂枝朮澤豬茯苓，散號五苓氣化行，

桂朮捐除加膠滑，疸黃便閉自堪寧。

澤瀉二兩，豬苓、白朮、茯苓各一兩，桂枝七錢，名為五苓散，共為末，每服三錢，開水送下。五苓散去白朮、桂枝，加阿膠、滑石，為豬苓散或豬苓湯（即豬苓、茯苓、阿膠、澤瀉、滑石各三錢）。研為末，服法同前。

40. 茴香丸

三層茴香丸治疝氣。

歌訣：茴香丸用有三層，川楝沙香投最先，
　　　　　　檳撥加成第二料，茯苓炮附末方煎。

大茴香五錢（同鹽五錢共炒），川楝子、沙參、木香各一兩，研為末，米糊丸，如桐子大，每服三錢，空心溫酒送下，服盡。第二料照前方加蓽撥三錢、檳榔二錢，依前法服盡。若未癒再服第三料，照前第二料加茯苓四兩、附子（炒）一兩（共八味），服法如前。

41. 千金翼洗方

千金翼洗方治疝氣外用方。

歌訣：千金翼內有洗方，礜石為君佐雄黃，
　　　　　　甘草同煎能解毒，大凡疝痛總難忘。

雄黃末一兩，礜石二兩，甘草七錢，水五杯煎至兩杯，洗之。

42. 五皮飲

五皮飲治水腫初證。

歌訣：五皮飲用五般皮，陳茯薑桑大腹宜，
　　　　　　或用五加易桑白，脾虛膚脹此方施。

大腹皮（酒洗），生桑白皮（用五加皮亦可）、陳皮各二錢，茯苓皮四錢，生薑皮一錢，水煎服。

43. 玉屏風散

玉屏風散治汗證。

歌訣：玉屏風散主諸風，止汗先求倖幸通，

　　　發在耆防收在朮，熱除濕去主中宮。

防風、黃耆、白朮各等分，研為末，調水服。

44. 八正散

八正散治癃閉、赤白濁等。

歌訣：八正散方通與前，大黃萹蓄生梔研，

　　　草梢瞿麥兼滑石，燈草同煎淋痛蠲。

木通、燈心草、瞿麥、車前、梔子、萹蓄、大黃、滑石、甘草梢各一斤，研為末，每次服兩三錢。

45. 滋腎丸

滋腎丸治癃閉。

歌訣：溺癃不渴下焦疏，知柏應同肉桂扶，

　　　丸號通關能利水，又名滋腎補陰虛。

黃柏、知母（俱酒炒）各二兩，肉桂二錢，煉蜜為丸，如桐子大，每服五十丸，空腹用白湯送下。

46. 小續命湯

小續命湯治中風通用。

歌訣：小續命湯桂附芎，麻黃參芍杏防風，

　　　黃芩防己兼甘草，風中諸經以此通。

防風一錢，桂枝、麻黃（去節根）、人參、酒芍、杏仁、川芎、黃芩、防己、甘草各八分，附子四分，薑棗合煎服。

47. 三化湯

三化湯治中風、大便不通。

歌訣：三化湯中羌枳黃，熱風中臟有奇長，

須知開裡寒涼品，大便疏通病自良。

大黃、枳殼、羌活各二錢，水煎服。

48. 稀涎散

稀涎散治中風痰湧之昏迷。

歌訣：稀涎巴豆皂礬班，直中痰潮此斬關，

加入燈心沖溫水，如當初病保生還。

巴豆六枚（每枚切成兩片），牙皂三錢（切），明礬一兩，研為末，每次用三分吹入喉中。痰盛者，調燈心湯五分送下。

49. 參附湯

參附湯治中風之暴脫四肢冷。

歌訣：參附湯，方名便是方。

人參加附子，補氣效力宏。

人參一兩，附子五錢，上藥煎湯，去滓溫服。

50. 耆附湯

耆附湯治中風之虛脫汗出。

歌訣：耆附湯，方名便是方。

黃耆合附子，補氣又補陽。

黃耆一兩，附子五錢。

51. 歸附湯

歸附湯治中風之脫證身痛。

歌訣：歸附湯，方名便是方。

當歸加附子，溫補元陽除身痛。

當歸一兩，附子（炮製）五錢。水煎服，食前溫服。

52. 尤附湯

尤附湯治中風洩瀉脫證。

歌訣：尤附湯，方名便是方。

附子加白尤，理氣溫陽止洩瀉。

白尤一兩，附子五錢。水煎服，食前溫服。

53. 資壽解語湯

資壽解語湯治中風之不語。

歌訣：資壽特名解語湯，專需竹瀝佐些薑，

羌防桂附羚羊角，酸棗麻甘十味詳。

防風、附子、天麻、酸棗仁各一錢，羚羊角、肉桂各八分，羌活、甘草各五分，水兩杯，煎八分，入竹瀝五錢，薑汁二錢五分，水煎服。

54. 九味羌活湯

九味羌活湯治感冒眩暈頭痛。

歌訣：沖和湯內用防風，羌活辛蒼草芷芎，

汗本於陰芩地妙，三陽解表一方通。

羌活、防風、蒼尤各一錢五分，白芷、川芎、黃芩、生地、甘草各二錢，細辛五分，加生薑、蔥白煎服。

55. 一味大黃散

一味大黃散治眩暈頭痛實證。

酒炒大黃三錢，研末，用茶送下。

56. 補中益氣湯

補中益氣湯治一切衰弱久病。

歌訣：補中參草朮歸陳，耆得升柴用更神，

勞倦內傷功獨擅，陽虛外感亦堪珍。

黃耆一錢五分，人參、白朮（炒）、當歸各一錢，炙甘草、陳皮各五分，升麻、柴胡各三分，加薑棗煎服。

57. 防眩湯

防眩湯治眩暈頭痛之虛證。

歌訣：防眩一藥有天麻，地芍芎歸參朮加，

萸肉再同陳夏煮，體衰多服效堪誇。

黨參、半夏各三錢，白朮、當歸、白芍、熟地黃各一兩，陳皮、川芎、山萸肉各五錢，天麻一錢，水煎服。

58. 頭風湯

頭風湯治眩暈頭痛。

歌訣：偏正頭風白芷君，天麻芎草共為群，

川烏生熟宜參半，茶葉木荷少許存。

白芷二兩五錢，川芎、甘草、川烏（生熟各半）、天麻各一兩，研末，每服一錢，食後用細茶葉和木荷煎湯送下。

59. 溫膽湯

溫膽湯治癲病輕證。

歌訣：溫膽湯方本二陳，竹茹枳實合為珍，

不眠驚悸虛煩嘔，日暖風和木氣伸。

即二陳湯加竹茹、枳實各二錢，水煎服。

60. 磁砂丸

磁砂丸治癲病通劑。

歌訣：磁砂丸最和陰陽，神麴能禪谷氣昌，

內障黑花聾並治，若醫癲癇有奇長。

磁石二兩，硃砂一兩，神麴三兩，煉蜜為丸，每次服兩三錢，開水送下。

61. 礞石滾痰丸

礞石滾痰丸治狂疾。

歌訣：隱君遺下滾痰方，礞石黃芩及大黃，

　　　少佐沉香為引導，頑痰怪症力能匡。

青礞石二兩（研如米大），同焰硝三兩，裝入新磁罐內封固，以鐵線扎之，外再用鹽泥封固，煅過取水飛過三兩研末，為丸，如綠豆大，每服二三錢。實重者加沉香一兩（另研），大黃（酒蒸）、黃芩（炒）各三兩。

62. 生鐵落飲

生鐵落飲治狂疾。

歌訣：鐵落飲內用石膏，龍齒茯苓防芫曹，

　　　再益黑參除上熱，制裁狂妄此為豪。

鐵落一盞（用水六杯，煮取三杯），石膏一兩，龍齒、茯苓、防風各七分，黑參、秦艽各五分合煎，煎至一杯服下，日服兩次。

63. 當歸龍薈丸

當歸龍薈丸治癇病熱甚。

歌訣：當歸龍薈黛梔藏，木麝二香及四黃，

　　　龍膽合成十一味，肚經實火總能防。

當歸、龍膽草、梔子仁、黃柏、黃連、黃芩各一兩，大黃、蘆薈、青黛各五錢，木香一錢五分，麝香五分，共研為末（麝香另研），和神麴糊丸，每服二十丸，

薑湯送下。

64. 丹礬丸

丹礬丸治癇病。

黃丹一兩，白礬二兩，裝入銀罐中，煅紅後，研為末，入臘茶一兩，和不落水的豬心血為丸，以硃砂為衣，每服兩三錢，清茶送下。

65. 雞鳴散

雞鳴散治腳氣。

歌訣：雞鳴散是絕奇方，蘇葉吳茱桔梗薑，

　　　　瓜橘檳榔煎冷服，脛浮腳氣效彰彰。

檳榔七枚，橘紅、木瓜各一兩，吳茱萸、蘇葉各三錢，桔梗、生薑各五錢，加水三碗煎至一碗半，取汁，渣再入水三碗，煎至一碗，然後兩汁相和，五更時，分三五次冷服，冬天可溫服。

66. 四生飲

四生飲治血證之輕證。

歌訣：四生飲用葉三般，艾柏鮮荷生地黃，

　　　　共搗成團入水化，血隨火降一時還。

生側柏葉、生艾葉、生荷葉、生地黃各等分，煎服。

67. 香蘇飲

香蘇飲治感冒及婦人經期感冒。

歌訣：香蘇飲內草陳皮，汗顧陰陽用頗奇，

　　　　加入薑蔥為引導，諸凡感冒總堪醫。

紫蘇葉二錢，香附（炒）、陳皮各一錢五分，炙甘草一錢，加薑蔥，水煎服。服藥後，蓋被休息，使出汗。

68. 柏葉湯

柏葉湯治血證重病。

歌訣：柏葉湯中艾與薑，須同童便合共嘗，

　　　　　大凡血吐如難止，服此方知方藥良。

側柏葉（生用）三錢（無生的，可用乾的二錢），乾薑一錢，艾葉（生用）二錢（無生的，用乾的一錢），童便一大杯，水煎服。

69. 甘露飲

甘露飲治吐衄血、斑疹等。

歌訣：甘露二冬二地參，枇甘芩枳斛茵陳，

　　　　　齦糜口爛吐兼衄，虛熱消除效若神。

天冬、麥冬、生地、熟地、黃芩、枳殼、枇杷葉、石斛、茵陳、甘草各等分，一錢，煎湯服。

70. 當歸補血湯

當歸補血湯治血證、臨產羊水過多等。

歌訣：血虛身熱有奇方，古用當歸補血湯，

　　　　　四倍黃耆歸一分，輕清微汗奏殊功。

當歸二錢五分，黃耆（炙）一兩，水煎服。

71. 龍牡地黃榴梅丸

龍牡地黃榴梅丸治血崩重證。

歌訣：血崩症候實堪驚，龍牡地懷膠墨呈，

　　　　　再益榴梅棕百草，糊丸調醋妙難名。

生地（炒）一兩，龍骨（煅、研末）、牡蠣（煅）各四錢，陳京墨（炒）、石榴皮（炒）、烏梅肉（炒）、陳棕皮、百草霜各三錢，阿膠（蒲黃炒）六錢，懷山藥五錢，

共研末，醋水合糊為丸，人參湯送下。

72. 犀角地黃湯

犀角地黃湯治一切血證。

歌訣：犀角地黃芍藥丹，血升胃熱火邪干，

斑黃湯毒皆堪治，或益柴芩總伐肝。

生地六錢，白芍四錢，牡丹皮三錢，犀角二錢（磨汁或研末），水煎服。

73. 獨活寄生湯

獨活寄生湯治風濕病。

歌訣：獨活寄生參草芩，芎歸地芍杜牛煎，

芄辛再合桂心煮，風濕偏枯壽可延。

獨活二錢，桑寄生、人參、甘草、茯苓、川芎、當歸（身）、生地、白芍、杜仲、牛膝、秦芄、細辛、桂枝心各一錢，水煎服。

74. 茵陳蒿湯

茵陳蒿湯治黃疸要方。

歌訣：古有茵陳治疸方，陰陽寒熱細推詳，

陽黃梔子大黃入，明附陰黃共北薑。

以茵陳為主（可用三、五錢），陽黃加大黃、梔子，陰黃加乾薑、附子，水煎服。

75. 七味丸

七味丸治消渴。

亦名加減八味丸。即六味丸加肉桂，或再加五味子，為丸，服法同八味丸。

76. 白虎湯

白虎湯治高熱、大渴、大汗等。

77. 白虎加人參湯

白虎加人參湯治消渴。

歌訣：白虎知甘米石膏，陽明大渴汗滔滔，

加參補氣生津液，熱迫亡陽此最高。

石膏（用碎棉裹之）八錢，知母三錢，炙甘草一錢，粳米四錢，為白虎湯；加人參一錢，即白虎加人參湯。各以水煎服。

78. 承氣湯

小承氣湯治熱病大便不通之輕證，大承氣湯治熱病大便不通之重證，調胃承氣湯治熱病之和緩通便藥。

歌訣：小承氣湯朴枳黃，加硝大劑力增強，

硝黃若用同甘草，調胃還成和緩方。

大黃四錢，枳實、川朴各二錢，為小承氣湯。川朴四錢，大黃、枳實、芒硝各二錢，為大承氣湯。大黃四錢，芒硝、炙甘草各三錢，為調胃承氣湯。水煎服。

79. 腎氣丸

腎氣丸治消渴小便多及寒性水腫等。

歌訣：腎氣治腎虛，地黃懷藥及山萸。

丹皮苓澤加附桂，引火歸原熱下趨。

熟地黃四錢，懷山藥、山萸肉各二錢，白茯苓、牡丹皮、澤瀉各一錢五分，肉桂、附子各五分，水煎服。此即金匱腎氣丸，藥味同八味丸。

80. 還少丹

還少丹治陽痿。

歌訣：楊氏傳來還少丹，茱薯苓地杜牛餐，

　　　蓯蓉楮實茴巴枸，遠志菖蒲味棗丸。

山茱萸、懷山藥、茯苓、熟地黃、杜仲、牛膝、肉蓯蓉、楮實子、小茴香、巴戟天、枸杞子、遠志、石菖蒲（去骨）、五味子各二兩，紅棗（煮後去皮核）百粒，煉蜜為丸，如梧子大，每服三錢，淡鹽湯送服，一日兩服。

81. 龍膽瀉肝湯

龍膽瀉肝湯治遺精、眼耳病。

歌訣：龍膽瀉肝通澤柴，車前生地草歸偕，

　　　梔芩一派清涼品，濕熱肝邪力可排。

梔子、黃芩、澤瀉、柴胡各一錢，車前、木通各五分，龍膽草、當歸、甘草、生地黃各三分，水煎服。

82. 封髓丹

封髓丹治遺精。

歌訣：妄夢遺精封髓丹，砂仁黃柏草和丸，

　　　庸人莫笑偏寒品，瀉火應同補攝觀。

砂仁一兩，黃柏三兩，炙甘草七錢，煉蜜為丸，每服三錢，淡鹽湯送下。

83. 五淋湯

五淋湯治淋病。

歌訣：五淋湯用草梔仁，歸芍茯苓亦共珍，

　　　氣化原由陰以育，調行水道妙通神。

赤茯苓三錢，白芍、山梔各二錢，當歸、甘草各一

錢四分，加燈心草，水煎服。

84. 萆薢分清飲

萆薢分清飲治淋病、赤白濁等。

歌訣：萆薢分清主石蒲，草梢烏藥智仁俱，

　　　　煎時又入鹽些少，淋濁流連數服驅。

烏藥、益智仁、石菖蒲、萆薢各等分，甘草梢減半，加鹽少許，水煎服。

85. 逍遙散

逍遙散治月經病、帶下、瘰癧、耳病等。歌訣、方藥同加味逍遙散。

86. 加味逍遙散

加味逍遙散治月經病、帶下、瘰癧、耳病等。

歌訣：逍遙散用芍當歸，朮草柴苓慎勿連，

　　　　散鬱除蒸功最捷，丹梔加入有元機。

柴胡、當歸、白芍、白朮、茯苓各一錢，炙甘草五分或加煨薑、木荷共煎，為逍遙散。若再加丹皮、梔子，名加味逍遙散。此藥善通經，為散鬱專藥。

87. 四物湯、加味四物湯

四物湯治腳氣、月經病、貧血。加減藥味可治婦科各病，加味四物湯治乳汁不通。

歌訣：生地芎歸赤芍同，婦人乳汁此堪通，

　　　　麥冬白芷參甘橘，調燉豬蹄立見功。

當歸（中）、川芎、赤芍、生地黃、麥冬、白芷、黨參、桔梗、甘草各一錢，水煎，食遠服。若能調豬蹄湯，服用效果最好。

88. 八珍丸

八珍丸治貧血、神經衰弱及婦人經期各病。具體歌訣、方藥參見四物湯。

89. 荊芥四物湯、膠艾四物湯、回乳四物湯

荊芥四物湯治崩漏，膠艾四物湯治崩漏，回乳四物湯治乳積腫痛。

歌訣：四物芎歸地芍成，四君配合是八珍，

漏崩加芥或膠艾，回乳麥芽用最神。

熟地黃、白芍、川芎各二錢，當歸一錢五分，為四物湯，加四君，為八珍丸。四物湯加荊芥，為荊芥四物湯。四物湯加阿膠、艾葉，為膠艾四物湯。四物湯加麥芽一兩，即回乳四物湯。研末，食遠服。

90. 威喜丸

威喜丸治帶下。

歌訣：和濟傳來威喜丸，夢遺滯濁服之安，

茯苓煮曬和黃蠟，專治陽虛血海寒。

白茯苓（去皮）四兩，豬苓四錢五分，裝入瓷器內，煮二十餘沸，去豬苓，取出茯苓曬乾、研為末，和黃蠟四兩（加熱熔化）為丸，如彈子大，空腹細嚼徐咽，每次服四、五錢。

91. 保產無憂方

保產無憂方為胎前各病通治藥。

歌訣：無憂散用芍歸芎，羌芥母絲枳朴沖，

艾暖子宮耆扶氣，再加薑草妙無窮。

當歸（酒洗）一錢五分，川貝母一錢，黃耆（生

用）、荊芥各八分，艾葉九份，川芎、白芍（酒炒）各一錢二分（白芍冬天用一錢），菟絲子四錢，厚朴（薑汁炒）七分，枳殼六分，羌活、甘草各五分，加薑棗煎服。

92. 惡阻方

惡阻方治胎前嘔吐。

歌訣：惡阻驗方參朮甘，陳砂香附烏梅餐，

　　　婦人有孕如嘔吐，服此不難頃刻安。

黨參、砂仁、甘草各一錢，白朮、香附、烏梅、陳皮各一錢五分，以薑為引，水煎，飯後服。

93. 胎漏方

胎漏方治胎前漏血。

歌訣：胎漏當歸赤芍煎，朮參熟地柏芩研，

　　　炙甘膠艾同知母，薑棗合調病自痊。

當歸、赤芍、白朮、黨參、熟地黃、黃柏、黃芩、炙甘草、阿膠、艾葉、知母各等分，薑棗為引。水煎，食遠服。

94. 千金保孕丸

千金保孕丸為預防流產藥。

歌訣：千金保孕有殊功，杜仲懷山續斷同，

　　　小產婦人成習慣，糊丸多服效堪崇。

杜仲（糯米炒）四兩，續斷二兩，懷山藥六兩，糊丸，如胡椒大，每服八十或九十丸，空腹用米湯送下。

95. 加味芎歸湯

加味芎歸湯為臨產催生用藥。

歌訣：芎歸加味便催生，龜板能將胎氣行，

再益髮灰消瘀血，陰虛骨閉用維宏。

龜板（生研）、川芎各三錢，當歸（身）五錢，婦人產後頭髮一撮，水煎服。若難產，當歸量加多，並再加黃耆五錢、牛膝三錢。

96. 失笑散

失笑散治胞衣不下。

歌訣：失笑蒲黃及五靈，暈平痛止積無停，

　　　醋湯共末一齊下，每服三錢病自寧。

五靈脂（醋炒）、蒲黃各一兩，共研末，每服三錢，醋湯送下。

97. 生化湯

生化湯治產後各病。

歌訣：生化湯中歸力雄，桃仁錢半二錢芎，

　　　煨薑加入炙甘草，產後行瘀用不窮。

乾薑（炮）、當歸各五錢，川芎二錢，桃仁（去皮尖）一錢五分，炙甘草一錢，水煎服。若中風口噤，角弓反張，加荊芥三錢。

98. 竹葉湯

竹葉湯治產後受風痙攣。

歌訣：喘熱頭痛面正紅，橘防桂草與參同，

　　　葛根加入炮附子，薑棗助成竹葉功。

鮮竹葉四十九片，葛根三錢，防風、桔梗、桂枝、人參、附子（炮）、甘草各一錢，大棗五枚，生薑半兩，水煎服。服藥後，溫復使出汗，日夜服三劑。

99. 荊防牛蒡湯

荊防牛蒡湯治乳癰發熱。

歌訣：荊防湯劑合牛蒡，花粉銀翹皂刺行，

香附陳皮芩甘草，公英加入外吹良。

荊芥、防風、牛蒡子、銀花、陳皮、天花粉、黃芩、蒲公英、連翹、皂刺各二錢，香附、甘草各五分，食遠服。

100. 柴胡清肝湯

柴胡清肝湯治鬢疽、脅疽、腋癰等，乳內吹亦可用。

歌訣：清肝湯內用柴胡，地芍芎歸在必須，

花粉黃芩同梔子，翹防蒡草立功殊。

柴胡、生地、赤芍、牛蒡子各一錢五分，當歸、連翹各二錢，川芎、黃芩、山梔、花粉、防風、甘草節各一錢，水煎，食遠服。

101. 清熱瀉脾湯

清熱瀉脾湯治鵝口瘡。

歌訣：清熱瀉脾治鵝口，石膏生地赤苓煮，

苓連梔子合成劑，加入燈心病即癒。

赤茯苓、山梔（炒）各二錢，石膏八錢，黃連（薑炒）一錢，生地三錢，黃芩一錢五分，用燈心草為引，水煎服。

102. 龍膽湯

龍膽湯治噤口、撮口、臍風等。

歌訣：龍膽湯方首柴芩，鈎藤赤芍大黃尋，

蜣螂梗草同赤茯，噤撮嬰孩病不侵。

柴胡、黃芩、龍膽草、桔梗各一錢五分，赤芍、大黃各二錢，鉤藤、蜣螂、赤茯苓、甘草各一錢，水煎服。

103. 驅風散

驅風散治臍風。

歌訣：驅風散可療臍風，枳朴蘇防甘草同，

再用蠶鉤調廣木，陳皮加入有奇功。

枳殼、川朴、蘇葉、防風、陳皮各一錢，殭蠶、鉤藤、廣木香、甘草各五分，用薑為引，水煎服。

104. 清熱鎮驚湯

清熱鎮驚湯治急驚熱重證。

歌訣：清熱鎮驚膽與連，通柴甘草木荷香，

麥冬梔子神鉤共，竹葉燈心砂末研。

龍膽草一錢五分，川連、木通、鉤藤、柴胡、竹葉、甘草各一錢，木荷六分，麥冬、梔子各二錢，茯苓神二錢五分，和燈心草一支同煎，調硃砂末服。

105. 牛黃丸

牛黃丸治急驚、神昏瘛瘲等。

歌訣：牛黃丸劑重大黃，半夏南星枳實良，

黑白牽牛同皂角，除痰降逆有專長。

黑牽牛、白牽牛各七分，膽南星、枳實、半夏各五錢，牙皂二錢，大黃一兩五錢，研末，煉蜜為丸，每丸重五錢，煎湯服。

106. 涼膈散

涼膈散治牙舌病。

歌訣、方藥具體見加減涼膈散。

107. 加減涼膈散

加減涼膈散為急驚退熱要方。

歌訣：涼膈硝黃梔子翹，黃芩竹葉草荷饒，

　　　竹硝減卻加前枳，急性驚風熱氣消。

連翹一錢五分，大黃（酒浸）、芒硝、甘草各一錢，梔子、黃芩、木荷各七分，竹葉七片，生蜜一匙，水一杯半煎七分服，名涼膈散。去竹葉、芒硝，加前胡、枳實，名加減涼膈散。

108. 醒脾湯

醒脾湯治慢驚痰盛。

歌訣：醒脾湯劑治慢驚，全蠍殭蠶參朮苓，

　　　半夏天麻甘倉米，橘紅廣木共膽星。

全蠍、天麻各五錢，殭蠶、人參、白朮、半夏、甘草、倉米、橘紅、膽南星各一錢，茯苓二錢，廣木香八分，生薑為引，水煎服。

109. 溫中補脾湯

溫中補脾湯治慢脾風之吐瀉。

歌訣：補脾湯藥善溫中，參朮草苓桂附長，

　　　半夏陳皮耆砂米，乾薑白芍與丁香。

人參、白朮、半夏、陳皮、炙黃耆、砂仁米、白芍各一錢，炙甘草五分，茯苓二錢，肉桂四分，附子、乾薑各八分，丁香六分，同生薑水煎服。

110. 固真湯

固真湯為慢脾風身體衰弱甚時之要藥。

歌訣：固真湯主治慢脾，苓草朮參並桂耆，

再用懷山扶中氣，症由久病此為宜。

白茯苓、炙黃耆各二錢，甘草、肉桂各五分，白朮
一錢五分，人參一錢，懷山藥三錢，薑棗為引，水煎服。

111. 加味理中湯

加味理中湯治慢脾風之身體羸損。

歌訣：加味理中照本方，桂耆歸地伏龍藏，

　　　萸酸枸紙胡桃共，可保立蘇加芍良。

加味理中湯即理中湯加熟地五錢，當歸、炙黃耆、
破故紙（補骨脂）、酸棗仁（炒研）、枸杞子各二錢，山
茱萸、肉桂各一錢，胡桃核二個，薑棗為引，加伏龍肝
（即灶心土）二兩，煎服。

112. 可保立蘇湯

可保立蘇湯為治慢脾風通用方。

上方加味理中湯再加白芍二錢，即為可保立蘇湯，
水煎服。以上均為四歲孩童用量，更幼者，藥量應酌減。

113. 清肝理脾湯

清肝理脾湯為疳證除蟲要方。

歌訣：理脾湯藥善清肝，麥米麴青陳甘草同，

　　　連用川胡棱莪朮，薈榔蕪使總除蟲。

蕪黃、三棱、莪朮、陳皮、蘆薈、胡黃連、甘草各
一錢，青皮、麥芽、神麴、檳榔各一錢五分，使君肉三
錢，川連五分，加燈心草，水煎服。

114. 肥兒丸

肥兒丸治疳積。

歌訣：治疳最要肥兒丸，苓草朮參蘆薈餐，

查子麥芽同神麴，川胡使肉是仙丹。

人參二錢五分，胡黃連、白朮各五錢，茯苓三錢，川黃連二錢，使君肉四錢，神麴、麥芽、山楂肉各三錢五分，炙甘草一錢五分，蘆薈二錢五分，研為末，米糊為丸，如黍米大，每服二三十丸，米湯送下。

115. 參苓白朮散

參苓白朮散治疳證。

歌訣：參苓白朮善調脾，薏米懷山扁豆施，

　　　蓮子陳皮同桔梗，縮砂加入更相宜。

人參、茯苓、白朮、薏米、扁豆、懷山藥、蓮子（去心）各五錢，陳皮三錢，縮砂仁、桔梗各二錢，炙甘草一錢，研為末，每服一錢，米湯送下。

116. 仙方活命湯

仙方活命湯治瘡瘍初起。

歌訣：仙方活命芷防呈，乳沒芍歸銀貝陳，

　　　皂甲草梢同花粉，腫瘍初起此堪珍。

穿山甲三大片，皂刺、赤芍、乳香、沒藥各五分，當歸（尾）、陳皮各一錢五分，草梢、天花粉、貝母、白芷各一錢，防風七分，金銀花三錢，加酒水，煎服。

117. 托裡消毒散

托裡消毒散治瘡瘍未成膿。

歌訣：托裡消毒善補虛，參朮苓甘歸芍儲，

　　　芎芷皂銀耆橘類，腫瘍未潰此以疏。

人參、川芎、黃耆、當歸、白朮、茯苓、金銀花各一錢，白芷、甘草、皂尖、桔梗各五分，水煎，食遠服。

身體衰弱者去白芷，加人參。

118. 陽和湯

陽和湯治瘰癧及陰疽結核等。

歌訣：陽和湯善治陰疽，肉桂炮薑熟地俱，

　　　　鹿角膠煎同麻草，酒加多服總無虞。

熟地一兩，鹿角膠三錢，肉桂、甘草各一錢，炮薑、麻黃各五分，水煎服，服藥後飲酒數杯，服至病癒為度。

119. 保元大成湯

保元大成湯治瘡瘍多膿。

歌訣：保元湯劑號大成，參朮苓甘歸芍珍，

　　　　附子山萸耆五味，陳皮廣木又砂仁。

人參、白朮、黃耆各二錢，茯苓、白芍、陳皮、當歸（身）、炙甘草、附子、山萸肉、五味子各一錢，木香、砂仁各五錢，水煎服。

120. 當歸湯

當歸湯治跌打損傷之傷口未破。

歌訣：傷科最重當歸湯，芎木桃紅鼓血行，

　　　　澤瀉丹皮調酒服，此方加減用維宏。

當歸、澤瀉各五錢，川芎、紅花、桃仁、丹皮各三錢，蘇木二錢，酒水同煎服。頭傷加槁木，手傷加桂枝，腰傷加杜仲，脅傷加白芥子，腳傷加牛膝。

121. 白糖飲

白糖飲治損傷。

用熱酒沖白糖一、二兩，灌服，可免瘀血攻心。

122. 玉真散

玉真散治跌打損傷之傷口已破者。

歌訣：玉真散是傷科珍，內服外敷用最神，

主力特推白附子，羌防白芷等南星。

天麻、羌活、防風、生南星、白芷各一兩，白附子十二兩，淨研極末，敷於傷口，並用熱酒沖服三錢（不飲酒者，用開水沖服亦可）。

123. 刀傷止血藥

刀傷止血藥為外傷止血藥。

黑錫丹方：沉香、肉桂、破故紙（補骨脂）、葫蘆巴、生附子、金鈴肉、石硫黃、黑錫、廣木香、肉荳蔻、小茴香各等分，炮製研末，糯米稀粥和為丸，每粒重二錢。

凡遇刀傷、槍傷及炸炮各傷，均可將此丸細嚼，敷傷口，再用布紮之。

124. 消瘰丸

消瘰丸治療瘰癧初起。

歌訣：消瘰丸內用玄參，川貝合將特蠣兼，

連翹梔草檳枳殼，槐角地榆芷與黃。

防風、秦艽、當歸、川芎、生地、白芍、赤茯苓、連翹各一錢，檳榔、甘草、梔子、地榆、枳殼、槐角、白芷、蒼朮各二錢，水煎，食前服。便秘加大黃二錢，下血去川芎、連翹、白芷，加苦參子一錢。

125. 疏風清肝湯

疏風清肝湯治眼赤痛。

歌訣：疏風要用清肝湯，防芥芎歸赤芍良，

栀菊銀翹甘柴薄，眼紅主治有奇長。

當歸尾、赤芍、荊芥、防風、川芎、菊花、山栀、薄荷各一錢，柴胡、連翹各一錢五分，金銀花二錢，甘草五分，燈心草一撮，水煎，食遠服。

126. 瀉肝湯

瀉肝湯治眼病。

歌訣：瀉肝湯內用硝黃，正是眼科外障方，

地骨黑參柴知母，車前茺蔚莫相忘。

車前子、地骨皮、芒硝、黑參各一錢，大黃、知母各一錢五分，柴胡、茺蔚子各二錢，水煎，空腹服。

127. 蘆薈消疳飲

蘆薈消疳飲為治牙疳專方。

歌訣：蘆薈消疳用石膏，銀柴栀梗胡連和，

牛蒡羚角升竹葉，甘草玄參並木荷。

蘆薈、金銀花、柴胡、胡黃連、牛蒡、玄參、桔梗、山栀、石膏、木荷、羚羊角各五分，甘草、升麻各三分，淡竹葉十片，水煎，食後服。

128. 喉痛方

喉痛方治纏喉、鎖喉、乳蛾。

歌訣：喉痛湯方蘇芍前，玄參翹橘貝甘煎，

乳蛾纏鎖奇難症，火閉邪深用不延。

蘇子、前胡、赤芍各二錢，甘草、桔梗各一錢，玄參、連翹、浙貝母各一錢五分，水煎服。

129. 養陰清肺湯

養陰清肺湯為治喉證之專方。

歌訣：養陰生地實為君，麥芍丹荷甘貝群，

重用玄參清肺火，白喉正藥舊傳聞。

生地黃一兩，麥冬六錢，白芍、貝母、牡丹皮各四錢，木荷二錢五分，玄參八錢，甘草二錢，水煎服。

130. 清咽利膈湯

清咽利膈湯治喉病。

歌訣：利膈古傳清咽方，荊防玄橘銀翹蒡，

喉科風熱宜涼藥，連木芩梔硝草黃。

牛蒡子、連翹、荊芥、防風、梔子、桔梗、玄參、黃連、銀花、黃芩、木荷、甘草各二錢，大黃、朴硝各一錢，加淡竹葉二錢，水煎，食遠服。

131. 仙遺糧湯

仙遺糧湯治楊梅瘡初期。

歌訣：遺糧靈芷芎歸梔，牛茯銀翹連葛宜，

藜薏荊防芩粉草，初期梅毒總堪醫。

威靈仙、白芷、川芎、當歸、梔子、天花粉各二錢，土茯苓六錢，金銀花、連翹、牛膝、葛根、刺蒺藜各一錢五分，薏仁米三錢，荊芥、防風、黃連、黃芩、甘草各一錢，水煎服。

132. 土茯苓湯

土茯苓湯為治楊梅瘡通用解毒方。

歌訣：土茯湯方用鮮皮，木通薏芷米銀花施，

瓜防皂角均加入，梅毒蔓延此最宜。

土茯苓一兩，白鮮皮、木通、防風各一錢，木瓜、薏仁米、金銀花各二錢，皂角子四分，水煎服，每日服一劑，以癒為度。

133. 升麻解毒湯

升麻解毒湯為治楊梅瘡結毒之要方。

歌訣：升麻解毒治梅瘡，皂刺助成土茯功，

咽橘肩羌胸腹芍，芷巔牛下法宜崇。

升麻、皂刺各四錢，土茯苓一斤，加酒水煎服。瘡生頂上加白芷，咽內加桔梗，胸腹加白芍，背肩加羌活，下部加牛膝。

134. 鵝黃散

鵝黃散為治楊梅瘡之外用要方。

歌訣：鵝黃輕粉與石膏，黃柏同研藥性和，

瘡發楊梅痛不止，外敷方劑此為豪。

輕粉、石膏、黃柏，研末，外敷患處。

135. 黃耆內托湯

黃耆內托湯治下疳、橫痃、魚口、便毒等。

歌訣：黃耆內托主芎歸，皂角蜜銀花粉依，

白朮草梢兼澤瀉，解除梅毒力非微。

黃耆、當歸、川芎各二錢，金銀花、皂角、白朮、天花粉各一錢，甘草、澤瀉各五分，水煎服。

136. 人參排毒散、倉廩湯、荊防敗毒散

人參排毒散治痢病初證及感冒等。倉廩湯治痢病。荊防敗毒散治痢疾、瘡癰初起而有表寒證。

137. 防風秦艽湯

歌訣：人參排毒草苓芎，羌獨柴前枳橘同，
　　　倉米加除噤口痢，荊防換治血家風。

人參、茯苓、枳殼、桔梗、柴胡、羌活、獨活、川芎各一錢，甘草五分，加生薑煎，名人參排毒散；加倉米，名倉廩湯；去人參，加荊芥、防風，名荊防敗毒散。

138. 防風通聖散

防風通聖散治感冒之大小便不通。

歌訣：防風通聖大黃硝，荊芥麻黃梔芍翹，
　　　甘橘芎歸膏滑石，木荷芩朮力偏饒。

防風、荊芥、連翹、麻黃、木荷、川芎、當歸、白芍、白朮、山梔、大黃、芒硝各五分，黃芩、石膏、桔梗各一錢，甘草二錢，滑石三錢，加生薑，水煎服。

139. 銀翹散

銀翹散治感冒、溫病等。

歌訣：銀翹散用橘木荷，竹葉牛蒡甘草和，
　　　芥穗再加淡豆豉，方從涼膈辛涼多。

連翹、金銀花各一兩，桔梗、木荷、牛蒡子各六錢，荊芥穗（炒）、竹葉各四錢，生甘草、淡豆豉各五錢，研為末，每取六錢，和鮮葦莖湯同煎，香氣大出後，即取服。病重者日三服，輕者日兩服。

140. 桑菊飲

桑菊飲治感冒、溫病輕證。

歌訣：桑菊飲中有杏仁，連翹桔梗木荷珍，
　　　葦莖炒過調甘草，咳嗽風溫用最頻。

杏仁二錢，連翹一錢五分，生甘草、木荷各八分，桑葉二錢五分，菊花、桔梗各一錢，葦莖（炒）三錢，水煎服。

141. 升麻葛根湯

升麻葛根湯治斑疹或痘瘡未發透時用。

歌訣：錢氏升麻葛根湯，芍藥甘草合成方，

　　　　陽明發熱兼頭痛，下利生斑疹痘匡。

升麻三錢，葛根、芍藥各二錢，炙甘草一錢，水煎服。

142. 治疫清涼散

治疫清涼散治斑疹熱重。

歌訣：治疫清涼芄芍知，貝翹荷葉與丹皮，

　　　　中黃再合柴胡煮，解穢除邪用不疑。

柴胡、秦芄、赤芍、知母、川貝、連翹各一錢，荷葉七分，牡丹皮五錢，人中黃二錢，水煎服。便閉加大黃，病久體虛加人參、白朮、當歸等。

143. 化斑湯

化斑湯治斑疹。

歌訣：化癍知母並石膏，甘草元參犀角熬，

　　　　粳米加來存胃液，消除內熱利吾曹。

石膏一兩，知母四錢，生甘草、元參各三錢，犀角二錢，粳米一合，水煎服。

144. 藿香正氣湯

藿香正氣湯治霍亂輕證。

歌訣：藿香正氣芷陳蘇，甘橘茯苓朮朴俱，

夏米麴腹皮加薑棗，感傷風障並能驅。

藿香、白芷、大腹皮、紫蘇、茯苓各三兩，陳皮、白朮、厚朴、半夏、神麴、桔梗各二兩，甘草一兩，研細末，每取五錢和薑棗煎服。

145. 枳實導滯丸

枳實導滯丸治霍亂。

歌訣：導滯方推枳實黃，芩連米麴朮茯苓裏，

餅蒸澤瀉糊丸服，濕熱蠲除力最強。

大黃一兩，枳實（麩炒）、黃芩（酒炒）、黃連（薑汁炒）、神麴（炒）各五錢，白朮（土炒）、茯苓、澤瀉各二錢，蒸餅糊丸，按虛實證酌量服，開水送下。

146. 芍藥湯

芍藥湯治痢病初起。

歌訣：初痢多宗芍藥湯，芩連檳草桂歸香，

青黃枳朴均加入，後重便膿得此良。

白芍、當歸各一錢五分，黃連、黃芩各一錢二分，肉桂四分，檳榔一錢，木香六分，甘草四錢，大黃一錢（虛者不用），厚朴（炙）一錢，青皮五錢，枳殼一錢，清水煎服。

147. 白頭翁湯

白頭翁湯治熱痢。

歌訣：白頭翁主厥陰利，身熱後重不可棄，

芩柏秦皮四味煎，堅下兼平中熱熾。

白頭翁一錢，黃柏、黃芩、秦皮各一錢五分，水煎服。

148. 真人養臟湯

真人養臟湯治久痢。

歌訣：真人養臟木香訶，粟殼當歸肉蔻科，
　　　朮芍桂參甘草共，脫肛久痢即安和。

訶子（米麵裹煨）一兩一錢，罌粟殼（去蒂，蜜炙）三兩二錢，肉荳蔻（米麵裹煨）五錢，當歸、白朮（炒）、白芍（酒炒）、人參各六錢，木香一兩四錢，肉桂（去粗皮）八錢，生甘草一兩五錢，銼為粗末，每取四錢，水煎，食前溫服。

149. 截瘧七寶飲

截瘧七寶飲治瘧疾。

歌訣：常山截瘧朴草果，檳榔甘草青陳伙，
　　　水酒合煎露宿溫，陽經實證此為寶。

常山（酒炒）、草果（煨）、檳榔、厚朴、青皮、陳皮、甘草各等分，水酒各半煎，露一宿，於發病日早晨溫服。

150. 活血解毒湯

活血解毒湯為治鼠疫專方。

歌訣：彙編活血解毒湯，翹地桃紅歸璞嘗，
　　　柴草葛根兼赤芍，時邪鼠疫此為良。

連翹三錢，生地五錢，桃仁八錢，紅花五錢，當歸一錢五分，厚朴一錢，赤芍、甘草、葛根、柴胡各二錢，水煎服。孕婦加黃芩、桑寄生，去桃仁、紅花，改用紫草、紫背天葵等；產後血流過多，去桃仁、紅花、柴胡、葛根，加荊芥穗、丹參；產後血枯生風，去柴胡、紅花、

桃仁、葛根，加丹參、荊芥、天麻、 豆衣。

151. 清燥救肺湯

清燥救肺湯治鼠疫之唾血。

歌訣：救肺湯中參草麻，石膏膠杏麥枇杷，

　　　經霜收下乾桑葉，解鬱滋肝效可誇。

經霜桑葉三錢，石膏（煅）二錢五分，甘草、黑芝麻各一錢，人參、杏仁（去皮尖）各七分，阿膠八分，枇杷葉（去皮，蜜炙）一片，麥冬一錢二分，水煎溫服。痰多加貝母，血枯加生地，熱甚加犀角或羚羊角。

152. 腦膜炎初期方

腦膜炎初期方治腦炎初起之頭痛、發熱、作嘔。

歌訣：小兒初病腦膜炎，石決鉤藤桑葉添，

　　　野菊翹荷梔子黑，鬱金淡竹用無嫌。

石決明一兩，桑葉、黑梔各二錢，鉤藤四錢，木荷八錢，鬱金、野菊花各一錢五分，連翹、淡竹葉（捲心）各三錢，水煎服。

153. 治腦膜炎方

治腦膜炎方治腦膜炎。

歌訣：腦膜發炎用硝黃，膽草芩連枳朴行，

　　　再用鉤藤及乾葛，瘀縱痙攣力能匡。

大黃、鉤藤、龍膽草、芒硝、黃芩各三錢，川連、厚朴根各一錢，枳實二錢，葛根五錢。初起嘔吐甚，去芒硝，加半夏四錢；口渴者加天花粉一兩、山梔三錢；夾斑疹加生石膏一兩，知母五錢，板藍根三錢，牡丹皮二錢，生地黃二兩；小便淋痛，加木通一錢；若太陽已通而頭痛

身痛者，去芒硝，加羌活、天麻各一錢五分，水煎服。

154. 清瘟敗毒飲

清瘟敗毒飲治腦炎及其他重證熱病。

歌訣：清瘟敗毒主石膏，生地川連犀角多，

　　　　梔子元芩知母竹，丹翹赤芍橘甘和。

生石膏八錢至八兩，生地黃二錢至一兩，犀角二錢至六錢，川黃連一錢至四錢，梔子、桔梗、黃芩、知母、赤芍、元參、連翹、甘草、牡丹皮、竹葉等，視病情酌用，水煎服。

155. 六神丸

六神丸治時邪疫毒、爛喉、丹痧、喉風、雙單乳蛾、疔毒、乳癌和一切無名腫毒等。

歌訣：六神丸劑遠傳揚，珠粉腰黃元寸香，

　　　　冰片蟾酥燉化用，藥衣百草可為霜。

西黃一錢五分，腰黃、珍珠粉、元寸香、冰片各一錢，合研末並用蟾酥燉化為丸，如芥菜子大，以百草霜為衣。每服十粒，小兒減半，開水送下。

156. 安宮牛黃丸

安宮牛黃丸治腦膜炎及其他熱病之神志昏迷。

歌訣：牛黃丸劑號安宮，犀麝珠砂梅片充，

　　　　梔子鬱芩連金箔，神昏痙癇效無窮。

牛黃、鬱金、犀角、黃連、山梔、黃芩、硃砂各一兩，梅片、麝香各二錢五分，珍珠五錢，煉蜜為丸，每丸重一錢，金箔為衣，蠟為殼，每服一丸。

157. 歸宗湯

歸宗湯為治痘瘡之通用方。

歌訣：歸宗湯治痘始終，地芍青黃芥與通，

益以牛蒡兼楂肉，此方加減有殊功。

大黃（生用）六錢，荊芥五分，生地（酒洗）八錢，赤芍、青皮各一錢五分，牛蒡（炒研）一錢，木通八錢，山楂五分，煎服。病在四日以內，如大渴、譫妄、失血、頭汗、身汗、身熱肢涼、舌刺、唇焦、口穢，有一切發揚之火，宜加石膏（煅）八錢；四日以後，身熱一退，即宜去之；待七日後，血活身熱，方可再加。此外，本方若加紫草（非紫梗，酒洗）二錢五分，必待血透勻而後去之。

158. 保元湯

保元湯痘瘡發不透用之。

歌訣：補養諸方首保元，參耆桂草四般存，

大人虛損兒科痘，補氣回陽力最尊。

黃耆四錢，人參二錢，甘草一錢，肉桂三分（春夏用量）或六七分（秋冬用量），水煎服。

159. 忍冬湯

忍冬湯治痘瘡餘毒。

歌訣：忍冬湯用芍銀花，羌芥翹芩通草加，

再益紅花蒡貝母，痘瘡餘毒總可瘥。

金銀花、黃芩各一錢，赤芍五錢，牛蒡子、土貝母、木通各八分，連翹一分，荊芥穗、羌活各五分，甘草二分，紅花二錢，水煎服。毒留在下部加牛膝，痘疔加當歸尾、青皮、地丁，有瘢痕加生地、皂刺、地丁，牙疳加

天花粉二錢。痘後一切餘毒，輕者用忍冬湯加減；如身熱有惡證，仍用歸宗湯加減。

160. 撥雲散

撥雲散治痘瘡後之眼病。

歌訣：撥雲散用芥連通，黃菊金銀羌芍同，

羚角燈心調甘草，穀精退翳有奇功。

木通五錢，荊芥穗五分，大黃、甘菊、甘草各三分，穀精草五分，羌活七分，川連五分，金銀花一錢，赤芍五分，燈心草一分，羚羊角（磨汁）三分，水煎服。目白或紅，加生地黃二錢、黃芩一錢；赤腫而身熱加龍膽草一錢、石膏三錢；去翳加木賊草七分、蟬蛻五個。

161. 清金一貫飲

清金一貫飲為治痲疹之通用藥。

歌訣：清金一貫疹科宗，芩橘前青通芍從，

更益牛蒡與荊芥，合調甘草水三盅。

黃芩一錢五分，牛蒡子、前胡各一錢，桔梗七分，荊芥穗五分，木通六分，青皮七分，赤芍五分，甘草二分，水煎服。三日出齊的加元參二錢。疹粗大的加大黃一錢、蟬蛻五個。疹出稠密不勻加大黃、山楂各三錢。色深紅加生地、丹皮、元參。疹豔紅加生地、大黃、丹皮、石膏、元參。疹乾紅加大黃、紫草、生地、丹皮、桃仁。色紫加大黃、紫草、生地、丹皮、石膏。色黯加大黃、紫黃、紫草、桃仁、當歸尾。大渴加石膏、大黃。舌刺加石膏、大黃、生地、黃連。高熱加石膏、大黃、生地。肢冷加大黃、丹皮、石膏。譫語加大黃、黃連、石膏、犀角、

生地。乾嘔加大黃、黃連、甘草、滑石。痰迷加黃連、犀
角、川貝母。腹滿加大黃、枳殼。咳嗽加貝母。發喘加大
黃、桑皮、石膏、枳殼。口穢加石膏、大黃。咬牙加生
地、大黃、石膏。喉腫及痛、頭腫加大黃、金銀花、石
膏、山豆根。鼻衄加大黃、山梔、生地、犀角。小便短
赤，加黃連、豬苓、滑石。洩瀉加澤瀉、黃芩。大便不通
加大黃、枳實、滑石。腹痛加大黃、赤芍、青皮。

162. 桂枝湯

桂枝湯治傷寒太陽病之有汗證。

歌訣：桂枝湯治太陽風，芍藥生薑棗草同，

　　　　頭痛項強兼有汗，加來稀粥可成功。

桂枝、白芍各三錢，炙甘草二錢，生薑三片，紅棗
四枚，水煎溫服，須臾啜稀粥，並溫復使微出汗，則癒。

163. 桂枝麻黃各半湯、桂枝二麻黃一湯、麻黃湯

桂枝麻黃各半湯治傷寒太陽病之有汗熱不解之證，
取桂枝湯和麻黃湯各半，合而服之。桂枝二麻黃一湯治傷
寒太陽病之大汗後熱不解之證，取桂枝湯二份、麻黃湯一
份，合而服之。麻黃湯治傷寒太陽病之之無汗。

歌訣：麻黃湯內用桂枝，甘草杏仁四味施，

　　　　發熱惡寒頭項痛，傷寒服此汗淋漓。

麻黃三錢，桂枝二錢，炙甘草一錢，杏仁二十三
枚，先煎麻黃並去沫，和諸藥同煎，溫服。服藥後，覆蓋
使微出汗，不需啜粥。

164. 大青龍湯

大青龍湯治太陽病之無汗煩躁證。

歌訣：大青龍內桂麻黃，甘杏石膏薑棗藏，

發熱身痛兼煩躁，太陽脈緊服安康。

麻黃六錢，桂枝、炙甘草各二錢，杏仁十二枚，生薑三錢，大棗四枚，石膏四錢五分。先煎麻黃去沫，後和諸藥煎，溫服，取微似汗。汗多者，以溫粉（白朮、藁本、川芎、白芷和米為末）撲之。

165. 桃仁承氣湯

桃仁承氣湯治太陽病之膀胱蓄血證。

歌訣：桃仁承氣五般奇，甘草硝黃並桂枝，

熱結膀胱小腹脹，發狂蓄血最相宜。

桃仁（去皮尖）十六粒，大黃四錢，甘草、桂枝各二錢，芒硝三錢，清水煎服。

166. 葛根湯、桂枝加葛根湯

葛根湯治陽明病之項背強直證，桂枝加葛根湯治陽明病之項背強直且痛兼自汗之證。

歌訣：葛根湯本桂枝湯，麻葛增來用不妨，

單入葛根名加葛，邪侵項背總能匡。

葛根四錢，麻黃三錢，桂枝、炙甘草、生薑、白芍各二錢，大棗四枚，水煎服，為葛根湯。桂枝湯加葛根四錢，名為桂枝加葛根湯，水煎服。

167. 麻仁丸

麻仁丸為治輕瀉之要方。

歌訣：素常脾約感風寒，須用麻仁潤下丸，

杏芍大黃兼枳朴，脾陰得潤胃腸寬。

火麻仁（另研末）、杏仁、芍藥、枳實（炒）、厚朴

各五兩半，大黃（蒸焙）十兩，共研末，煉蜜為丸，如桐子大，初服十丸，後漸加，至有便意為度。米湯送下。

168. 蜜煎導方

蜜煎導方為治瀉下之要方。

將蜜一杯置於銅器內煮如飴狀，趁熱並手捻作小指狀，頭銳，粗如指，長二寸。用時蘸些皂角末，納入穀道中，以手按住，至欲大便時乃去之。

169. 豬膽汁導方

豬膽汁導方為治瀉下之灌腸要方。

豬膽一個和醋少許，用竹管灌入穀道中，一食之頃，大便即出。

170. 梔子豉湯

梔子豉湯為催吐藥，治溫病之慾嘔不得之證。

梔子五至七枚，香豉四錢。先煎梔子，後入香豉煮服，吐後止服。

171. 大柴胡湯

大柴胡湯治急性胃腸病之發熱。

歌訣：大柴胡湯用大黃，枳實夏芩芍藥藏，

加入棗薑表兼裡，內攻亦可並外防。

大黃一錢，柴胡四錢，半夏二錢，黃芩、芍藥、枳實各一錢五分，大棗二枚，生薑二錢五分，水煎服。

172. 大小陷胸湯

大陷胸湯治傷寒之喘息及結胸，小陷胸湯治咳嗽及結胸之輕證。

歌訣：硝黃甘遂大陷胸，破硬此方力最強，

連夏瓜蔞除滿痛，陷胸小劑效無窮。

大陷胸湯：大黃二錢，芒硝一錢，甘遂末三分，先煮大黃並去滓，後入芒硝煮沸，納甘遂末服。

小陷胸湯：黃連二錢，半夏二錢，瓜蔞三錢，水煎服。

173. 桂枝加芍藥湯

桂枝加芍藥湯治腹滿時痛。

桂枝湯原方，備加芍藥。

174. 桂枝加大黃湯

桂枝加大黃湯治腹痛、便硬。

桂枝芍藥湯，再加大黃七分。

175. 梔子柏皮湯

梔子柏皮湯治黃疸之發熱。

歌訣：梔子柏皮濕熱黃，發熱尿赤量不長。

　　　梔子黃柏兼甘草，清熱袪濕好思量。

肥梔子六七枚，黃柏皮二錢，甘草一錢，水煎服，去滓，分溫再服。

176. 麻黃附子細辛湯、麻黃附子甘草湯

麻黃附子細辛湯治少陰病之發熱。

歌訣：麻黃附子細辛湯，發表溫經兩法彰，

　　　若非表裡相兼治，少陰反熱曷能康。

麻黃二錢，細辛二錢，附子一錢。先水煎麻黃並去沫，後入諸藥同煎服。

麻黃附子甘草湯治少陰病之輕微發熱。即上方去細辛，加炙甘草二錢。

177. 四逆湯、通脈四逆湯、茯苓四逆湯

四逆湯治少陰病之下利清穀。通脈四逆湯治少陰腹痛、乾嘔、脈不出或大而厥。茯苓四逆湯治傷寒怔忡、尿短。

歌訣：四逆薑附君甘草，茯苓方立加參好，
　　　　乾薑倍用通脈稱，汗出而厥為至寶。

炙甘草四錢，乾薑、生附子各二錢，為四逆湯。

四逆湯加乾薑二錢，為通脈四逆湯。

四逆湯加人參一錢、茯苓六錢，即為茯苓四逆湯。水煎服。

178. 真武湯

真武湯治少陰病之下利、肢痛。

歌訣：真武湯壯腎中陽，茯苓朮芍附生薑，
　　　　少陰腹痛有水氣，喘逆悸眩病最良。

茯苓、芍藥、生薑各三錢，白朮、附子（炮）各二錢，水煎服。

179. 附子湯

附子湯治少陰病之手足冷、全身骨節痛。

歌訣：口和脈細背憎寒，附子湯煎即刻安，
　　　　芍藥人參苓朮附，身痛肢冷是仙丹。

附子、人參各二錢，茯苓、芍藥各三錢，白朮四錢，水煎服。

180. 白通湯

白通湯治少陰病之下利。

歌訣：白通湯內用乾薑，附子需調蔥白嘗，

辛苦唯能通上下，少陰下利有奇長。

乾薑三錢，附子（生用）三錢，蔥白二根，水煎服。

181. 白通加豬膽汁湯

白通加豬膽汁湯治少陰病之下利不止、乾嘔、無脈。

白通湯加豬膽汁一湯匙、人尿半湯匙。

182. 甘草湯

甘草湯治少陰病之咽痛。

甘草六錢，水煎服。

183. 桔梗湯

桔梗湯治少陰病之咽痛較劇。

甘草六錢，桔梗三錢，水煎服。

184. 苦酒湯

苦酒湯治少陰病之咽痛、生瘡等。

半夏（洗）七枚（切作十四片），雞蛋一個，取蛋白，和半夏入苦酒中，煮兩沸後去滓，少含咽之，至癒為度。

185. 半夏散及湯劑

半夏散及湯劑治少陰病之咽痛。

歌訣：咽痛少陰病挾痰，風邪相迫勢難堪，

　　　　桂枝半夏及甘草，經訓當遵勿妄談。

半夏、桂枝、炙甘草各等分，研為末，開水和服。每服二錢，一日服三次。

186. 豬膚湯

豬膚湯治少陰病之咽痛、胸滿、心煩。

豬膚四兩，水六杯煎至三杯，去滓，加白蜜半盞、

米粉三錢，熬至香味出，分三次服。

187. 黃連阿膠湯

黃連阿膠湯治少陰病之心煩不得臥。

歌訣：心煩不臥主阿膠，雞子芩連芍藥交，

　　　　邪入少陰從熱化，救陰扶正渠能拋。

黃連四錢，黃芩一錢，芍藥三錢，水煎，去渣，入阿膠三錢，待烊盡稍冷後，和蛋黃一枚攪勻，溫服，一日三服。

188. 桃花湯

桃花湯治少陰病之腹痛、下利、便膿血。

歌訣：少陰下血便膿血，粳米乾薑赤脂啜，

　　　　陽明截住腎亦安，腹痛尿短不可缺。

赤石脂八錢（留一錢研末），乾薑五分，粳米四錢，水三杯煎一杯，入赤石脂末一錢，調服，一日三服。

189. 烏梅丸

烏梅丸治厥陰病之心中煩熱、飢不欲食、吐蛔等。

歌訣：烏梅丸內柏連薑，參桂椒辛歸附嘗，

　　　　寒熱散收相互用，厥陰得此保康強。

烏梅九十三枚，乾薑一兩，當歸四錢，黃連一兩六錢，蜀椒四錢，桂枝、人參、黃柏、附子、細辛各六錢，各研末（除烏梅外），以苦酒浸烏梅（去核），蒸之並搗成泥，和藥攪勻，煉蜜，共搗為丸，如桐子大。每服十九至二十九枚，日服三次。

190. 當歸四逆湯

當歸四逆湯治厥陰病之手足厥冷、脈微。

歌訣：古有當歸四逆湯，辛通桂芍合成方，

加來棗草為藥引，肢厥脈微得此康。

當歸、桂枝、白芍、炙甘草、木通、細辛各二錢，紅棗（擘）五枚，水煎服。

191. 炙甘草湯

炙甘草湯治厥陰病之脈停、心下悸。

歌訣：炙甘草湯用麻仁，桂薑生地麥冬珍，

阿膠大棗加參酒，肺痿虛勞效若神。

桂枝、生薑各一錢五分，人參一錢，炙甘草、火麻仁、麥冬、阿膠各二錢，生地八錢，大棗四枚，水酒各半煎服。

192. 小建中湯

小建中湯治厥陰病之腹急痛。

歌訣：小建中湯理煩悸，尺遲營虛尤須記，

桂枝倍芍加飴糖，厥陰積水症以治。

生白芍三錢，桂枝、生薑各一錢五分，炙甘草一錢，大棗四枚，水煎去滓，加入飴糖四錢，待烊，溫服。

193. 茯苓甘草湯

茯苓甘草湯治厥陰病之心悸。

歌訣：甘草茯苓薑桂枝，悸而汗出兩般施，

五苓散證口必渴，辨別分明用不疑。

茯苓、桂枝各二錢，炙甘草一錢，生薑三錢，水煎服。

194. 四逆散

四逆散治少陰病之肢厥、洩瀉。

柴胡、枳實、白芍、炙甘草各等分,水煎服。

195. 桂枝加附子湯

桂枝加附子湯治傷寒發汗、漏不止、小便難。

歌訣:桂枝方藥變萬般,汗下過多治最難,

　　　去芍特加川附子,惡風肢急保康安。

桂枝、生薑、附子各三錢,炙甘草一錢五分,大棗三枚,水煎溫服。

196. 五汁飲

五汁飲治溫病之口沫黏滯。

歌訣:五汁飲中麥藕梨,葦根與荸配相宜,

　　　如將藕汁易蔗漿,也可亡津燥熱治。

梨汁、荸薺汁、鮮葦根汁、麥冬汁、藕汁,隨症酌量服用。如無藕汁,用蔗漿亦可。

197. 清營湯

清營湯治溫病之舌焦不渴。

歌訣:清營湯內用犀砂,生地元參竹葉加,

　　　連麥銀翹柔潤品,脈虛不寐效堪誇。

生地黃五錢,犀牛角、金銀花、麥冬、元參各三錢,竹葉心一錢,川黃連二錢五分,丹砂、連翹(連心用)各二錢,水煎服。

198. 清宮湯

清宮湯治溫病之神昏、譫語。

歌訣:清宮湯內主元參,犀角連翹竹葉飲,

　　　再益麥冬通脈絡,苦寒不竟在蓮心。

元參心三錢,蓮子心五分,竹葉卷、連翹心、犀角

尖（磨沖）各二錢，麥冬（連心）三錢，水煎服。熱痰多加竹瀝、梨汁各五匙，咯痰不出加瓜蔞皮，發熱毒甚加人中黃。

199. 加味清宮湯

加味清宮湯治溫病之熱久、舌絳苔少。

歌訣：清宮加味重原方，專治熱邪勢猖狂，
　　　　知母銀花兼竹瀝，增來藥性總寒涼。

即清宮湯加知母三錢，金銀花二錢，竹瀝五茶匙，水煎服。

200. 紫雪丹

紫雪丹治溫病神昏、譫語之退熱。

歌訣：紫雪丹需羚角犀，四香五石朴硝施，
　　　　元升炙草辰砂入，開竅祛邪用不疑。

磁石、朴硝、硝石各二斤，滑石、石膏、寒水石、升麻、元參各一斤，羚羊角、犀角、木香、沉香各五兩，丁香一兩，麝香一兩二錢，炙甘草八兩，辰砂三兩，製丹，冰水調服，每次服一二錢。

201. 減味竹葉石膏湯

減味竹葉石膏湯治溫病之中焦熱盛、脈浮促。

歌訣：減味石膏竹葉方，麥冬甘草合煎湯，
　　　　中焦溫熱脈浮促，粳夏蠲除用更良。

竹葉五錢，麥冬六錢，石膏八錢，人參三錢，甘草二錢，為減味竹葉石膏湯（即原方減去粳米、半夏），水煎服。

202. 護胃承氣湯

護胃承氣湯治溫病中焦之熱不退、口渴、咽乾、舌黑或金黃色、脈有力。

歌訣：護胃消炎承氣湯，中焦熱渴用無妨，

　　　麥冬元地皆補藥，只有知黃性頗涼。

生大黃、元參、細生地、麥冬各三錢，牡丹皮、知母各二錢，水煎服。

203. 增液湯

增液湯治上焦證，不大便，體虛。

歌訣：增液元參用最多，麥冬生地卻同科，

　　　體虛大便如難下，退熱寬腸法最高。

元參一兩，麥冬（連心）、生地各八錢，水煎服。

204. 加減復脈湯、三甲復脈湯

加減復脈湯治溫病之熱甚、脈停止。三甲復脈湯治溫病之熱深厥深、脈細、心動悸。

歌訣：復脈方由加減成，膠麻麥芍地甘仍，

　　　特增蠣鱉兼龜板，三甲鎮心法可憑。

加減復脈湯：炙甘草、生地黃、生白芍各六錢，麥冬五錢，火麻仁、阿膠各三錢，水煎服。

三甲復脈湯：炙甘草、生地黃、生白芍各六錢，火麻仁、阿膠各三錢，麥冬、生牡蠣、生鱉甲、生龜板各一兩，水煎服。

205. 清暑益氣湯

清暑益氣湯治溫病之發熱、身痛、肢冷、自汗。

歌訣：清暑益氣草參者，麥味青陳米麴柏奇，

二朮葛根升澤瀉，暑傷元氣此為宜。

炙黃耆一錢五分，當歸七分，人參、麥冬、青皮、陳皮、黃柏、蒼朮、白朮各五分，葛根、澤瀉各二錢，神麴八分，五味子、升麻、炙甘草各三分，加生薑、紅棗煎服。

206. 生脈散

生脈散治熱傷脈絕、氣短、口渴、有汗。

歌訣：生脈立方法最奇，麥冬五味與參施，

病危暑月堪救急，脈絕他時亦用之。

人參二錢，麥冬三錢，五味子一錢，水煎服。

207. 三才湯

三才湯治暑溫熱久、神志不清。

歌訣：湯號三才天地人，安神退熱此為珍，

暑溫病入下焦後，主要治療在益津。

人參三錢，天冬二錢，乾地黃五錢，水煎服。

208. 三仁湯

三仁湯治濕溫之神昏、耳聾、目暝、洩瀉。

歌訣：三仁杏蔻薏共同，滑竹白通夏朴嘗，

目暝耳聾不欲語，神昏體重用無妨。

杏仁、半夏各五錢，竹葉、厚朴、通草、白蔻仁各二錢，滑石、薏苡仁各六錢，水煎，分三次服。

209. 一加減正氣散

一加減正氣散治濕溫之脘滿腹脹、大便不暢。

歌訣：正氣方名溯藿香，一加消脹有專長，

杏茵米麴麥三皮朴，濕鬱中焦此最良。

藿香、茵陳、杏仁、茯苓皮各二錢，大腹皮、陳皮各一錢，厚朴三錢，神麴、麥芽各一錢五分，水煎服。

210. 防風秦艽湯

防風秦艽湯治痔瘡便血、肛門墜重作痛。

歌訣：秦艽湯中羌獨防，芎芷辛苓二地黃，

　　　石膏歸芍苓甘朮，風邪散見可通嘗。

川芎、獨活、當歸、白芍、石膏、甘草各二兩，秦艽三兩，羌活、防風、白芷、黃芩、白朮、茯苓、生地、熟地各一兩，細辛半兩。上為粗末，水煎服，不拘時。

211. 杏仁薏苡湯

杏仁薏苡湯治濕溫咳嗽、頭脹、肢體若廢。

歌訣：杏仁薏米苦辛溫，朴夏藜防薑桂吞，

　　　舌白不飢頭脹咳，身肢若廢此為尊。

杏仁、薏苡仁各三錢，白蒺藜二錢，半夏、防己各一錢五分，厚朴一錢，桂枝五分，生薑七分，水煎服。

212. 宣清導濁湯

宣清導濁湯治濕溫之神昏竅阻、大便不下。

歌訣：宣清導濁茯豬苓，皂石蠶砂效足觀，

　　　邪濕久羈少腹硬，便難竅阻神昏安。

豬苓、茯苓各五錢，寒水石六錢，晚蠶砂四錢，皂莢子（去皮）三錢，水煎服，至大便通暢為度。

213. 三黃石膏湯

三黃石膏湯治傷寒或溫病之熱甚、脈洪大、神昏。

歌訣：芩連梔柏與石膏，益以豉麻表散多，

　　　大熱神昏脈洪數，法同雙解較平和。

石膏四錢，麻黃一錢五分，黃芩、黃連、豆豉、黃梔子、黃柏各二錢，水煎，冷服。

214. 金鎖固精丸

金鎖固精丸治遺精。

歌訣：固精金鎖芡蓮鬚，龍骨蒺藜牡蠣須，

　　　　蓮子糊丸米飲下，滑遺無夢虛煩除。

沙苑、白蒺藜、芡實、蓮子鬚各二兩，龍骨、牡蠣各一兩，共研細末，和蓮子肉（煮糊）為丸，用鹽湯送下，每次服三五錢。

215. 牛黃鎮驚丸

牛黃鎮驚丸治臍風重證。

歌訣：鎮驚重證用牛黃，天竺雄砂珠珀行，

　　　　全蠍殭蠶蒲膽橘，神防麻貝木麝香。

牛黃、琥珀、木香各二錢，殭蠶、防風、雄黃、川貝母、天麻、橘紅各三錢，天竺黃三錢五分，珍珠、全蠍、辰砂、菖蒲各一錢五分，茯神五錢，膽南星一兩，麝香二分，各取淨末，用膽南星烊化為丸（每丸重四分），先取半丸燉服，後再續服半丸。

附　錄　八法藥性賦

中醫藥治療疾病分汗、下、溫、清、補、消、和、吐八法。此八法（和法、清法略同，吐法很少採用）。與「陰陽表裡寒熱虛實」八綱（注一）和「浮沉遲速細大短長」八脈（注二）是中醫辨證論治的基本原則。

唯藥物數多，不易記憶，今按八法分類，撰為韻語，以便初學者誦讀。

（一）汗下法（注三）用藥原則

原　文	註　釋

發汗之藥，適於脈浮。麻、葛之性最烈（麻黃強發汗又止喘，葛根發汗、止渴、治項強）

羌獨之功亦超（羌活發汗、止全身痛，獨活發汗、除風濕痹痛）

荊防宜於頭部（荊芥發汗、止痛、利咽、清頭目，防風發汗、止痛並不燥熱），

蘇荷利於上焦（紫蘇散表下氣，木荷散表、利咽、消食）

胡有柴銀前三種（柴胡和銀柴胡同治寒熱往來，而銀柴胡以虛證為合，前胡輕表降痰）

香分藿薷豉各條（藿香開胃、止嘔，香薷發汗、利水，暑證更適宜，香豆豉發汗理氣）

辛升透發著效（細辛下氣搜風，升麻透發、止喉齒痛）

桂芷解表堪投（桂枝無汗能發、有汗能主頭痛）

骨蒸應備秦艽（秦艽祛風、活血、舒筋潤腸）

夷賊殭蠶搜風不廢（辛夷主鼻塞、頭齒痛，木賊發汗、利水、治目痛，殭蠶主風痰閉竅及膚癢）

生薑蔥白散氣需調（生薑開胃、止吐，蔥白發汗、除痰、利水）

若夫瀉下各品，首推大黃芒硝（大黃清腸瀉火，芒硝瀉火通腸）

大戟甘遂芫花攻破之力猛（大戟利水消腫，甘遂治癲癇、逐痰飲，芫花瀉水飲）

麻仁牽牛蘆薈消削之用饒（麻仁輕瀉，牽牛通腸、利水，蘆薈瀉下通經）

惟是皂巴性劇（皂角開竅除痰，巴豆峻瀉有毒）

取者總屬寥寥

注一：原為八綱，其中「陰陽」兩綱包括表裡寒熱虛實在內，可稱總綱。

注二：原為八脈，其中「長短」兩脈，是素稟（無病時）強弱之脈象，因此實際治病也只需注意六脈。

注三：汗法即發散病邪的治法，凡脈浮者多用之；下法即通利大便的治法，凡脈沉者多用之。

（二）溫法（注四）用藥原則

溫法適於寒證，首推桂附二薑（肉桂溫中扶陽，附子溫中扶陽、強心；良薑止痛、止嘔、消食，乾薑溫中、祛痰去寒）

調中必資兩蔻（肉荳蔻消食、止久瀉，白荳蔻消食止呃）

暖胃不廢三香（茴香行氣主疝痛，沉香開胃、破積、鎮痛、止喘，丁香主嘔呃）

疼痛有荔核粟殼（荔核主疝痛，粟殼止瀉、固精、治腹痛）

瀉痢稱石脂、餘糧（赤石脂主瀉痢、崩漏，禹餘糧止血、固洩、驅蟲）

柿蒂收呃逆之效，靈仙袪風濕之長砂仁吳萸川椒堪消脹滿（砂仁開胃、止痛、行氣、安胎，吳茱萸溫中止湧、治吞酸、嘔吐，川椒驅邪散寒、消宿食、殺蛔）

訶子伏龍山藥固胃腸（訶子固腸，伏龍肝止嘔、止瀉，懷山藥健胃、止瀉、固帶澀精）

鎮吐之品取覆花赭石（旋覆花除老痰，代赭石止吐）

止血之物賴艾葉草霜（艾葉止血、安胎，百草霜治噎膈、止血）

若夫肺部受冷，氣逆上衝，主以南星白附胡桃款冬大凡辨證論治，溫運亦可舒胸。（煮膽南星袪寒痰、止嗽，白附子袪風痰、治血痹，胡桃固精、斂肺、潤腸，款

冬花化痰止咳）

注四：溫法於寒證脈遲時用之。

（三）清法（注五）用藥原則

原 文　　　　　　　　　　註 釋

清解療法，熱病為宜。病勢進行，有銀翹知石之用（銀花發汗解毒，連翹微發汗、排膿、殺菌，知母清熱瀉火，石膏清涼解熱）

惡毒深重，賴青薇苦紫之施（大青葉治斑疹、毒痢、喉風等，白薇瀉血熱，苦參治菌痢，紫草根治痘疹、惡瘡）

花粉枯芩發炎可止（天花粉止渴除煩，黃芩清涼、退熱、除痰嗽）

鮮荷側柏出血不離（鮮荷葉解熱止血，側柏葉清涼止血）

欲求虛熱平復，要取斛蒿鱉甲骨皮（石斛養胃補陰退虛熱，青蒿退骨蒸熱，鱉甲退骨蒸熱、止痛，地骨皮清肺熱）

最患是心包邪入，譫妄垂危。牛麝羚犀適應（牛黃除痰迷熱病，麝香開竅、通經、催生，羚羊角治熱狂及目疾，犀角解邪熱及斑毒、止血）

硃砂龍牡稱奇（硃砂安神定志，龍骨安神定驚、止血、止汗、止夢遺，牡蠣主盜汗、夢精、制酸）

鉤蠍去抽搐之疾（鉤藤解熱袪風，全蠍搜風、治半身不遂）

瀝黃開痰竅之迷（竹瀝為中風袪痰藥，天竺黃安神定癇）

若夫煩躁不眠，由柏連而安枕（黃柏退熱、治黃疸、痢疾、痔疾，黃連止痢、退熱、止眼目痛）

痛眩難過，資蟬蔓以轉機（蟬蛻解熱、治驚癇、眼疾，蔓荊子治頭痛、目昏）

桑菊蒡溫邪必備（桑葉清涼解熱，白菊花解熱袪風、治眼疾，牛蒡子主斑疹、喉痛）

膽玄決內熱能醫（龍膽草解熱、利水，玄參退熱、清腸、消咽炎，石決明治眼疾並增胃酸、腦炎亦用）

至於宣清肺部，枇杏無嫌（枇杷葉止咳、消痰，杏仁止喘、平喘、潤腸）

射貝沙茹降逆（射干袪痰、止喉痛，川貝母止喘、潤肺，浙貝母用同，沙參清肺、袪痰，竹茹止嘔）

桔常部菀除痰（桔梗消炎、袪痰，常山除痰截瘧，百部殺菌、治久嗽，紫菀治吐痰、咳膿血）

止喘推葶莛葶藶（葶莛退熱、止喘，葶藶子止喘、利水）

潤燥采百麥（百合清肺、除痰，麥冬清肺、止渴、生津）

此外利水各藥，木通防己效同（木通利水、治淋濁，木防己利小便、治水腫及風濕痛）

加腹茵梔腫疸可退（五加皮舒筋、益精、明目，大

腹皮下氣、利水、消腫，茵陳蒿解熱、治黃疸有特效，黃梔治眼疾、利水、止吐衄）

茅竹瞿薢淋濁以通（白茅根止血、利水，淡竹葉清心、解熱、通淋，瞿麥利水、通經，萆薢瀉濕熱、治淋濁）

車前澤瀉豬苓滲濕最得力（車前子利水、明目、止咳，澤瀉利水，豬苓利水、消水腫）

桑白燈心滑石疏利有專工（桑白皮止喘咳、消水腫，燈心草利水、清熱、安神，滑石利水、清暑氣）

注五：清法於熱病脈速時用之。

（四）補法（注六）用藥原則

原　文	註　釋

補養各藥，黃耆稱雄（黃耆補虛、斂汗、托毒）

地芍芎歸關血分（生地涼血、解熱、解毒，熟地補精益骨髓，白芍理血、止痛、涼血，川芎主頭痛、祛瘀、調經，當歸補血、滑腸、通經）

酸麻柏遠主中宮（酸棗仁安眠、斂汗、潤腸，天麻退熱、鎮驚、止咳、安神，柏子仁定悸，遠志定驚、祛痰、利水）

磁石安神效力強（磁石治癇病、目內障、平喘）

五味完收斂之工（五味子止咳、平喘、治盜汗、遺精、治神經衰弱）

枸杞穀精女貞能明目（枸杞子補腎益精、明目，穀精珠散風、明目，女貞子補腎強腰脊、明眼目）

故紙杜仲虎骨可祛風（補骨脂溫陽澀精、止腰痛，杜仲強筋益精，虎骨強筋骨、治傷痛）

狗腎蓯蓉巴戟天，治療陽痿有功效（海狗腎固精壯陽，肉蓯蓉益精、強筋、通便、下乳，巴戟天益精、祛風）

賊骨蘆巴金櫻子，精遺之效首最崇（烏賊骨止血、退翳、治淋濁，葫蘆巴壯陽，金櫻子固腸澀精）

首烏龜板山萸補腎偉（何首烏強筋、壯骨、益精，龜板治盜汗、遺精及腰痛，山茱萸止汗、補血、強精、縮小便）

阿膠菟絲續斷安胎之性同（阿膠止血、除咳、舒筋、安胎，菟絲子生津、明目、壯陽、澀精，續斷續骨起痿、安胎、消瘀）

若夫脾胃虛弱，總要參朮補充（吉林參補虛、益陽、澀精、定悸，紅參約同吉林參，黨參補胃、生津、止久瀉，白朮健脾、利水，蒼朮健脾、利水、散寒、祛濕）

玉竹芡實內金助健運（玉竹潤燥、補氣血、祛風濕，芡實補脾、澀精、止帶濁，雞內金健胃、消食）

茯苓鬱李益智成滲利（白茯苓止咳、止吐、止瀉、利水、定驚，鬱李仁利水、消腫、通腸，益智仁縮小便、止瀉利）

注六：補法即滋補的方法，凡體衰、脈細者多用之。

（五）消法（注七）用藥原則

消導之藥，破積為先。兩枳朴檳片切，二芽楂米麴水煎（枳實消食、祛痰、通腸，枳殼下氣、寬胸，川朴消炎、平胃、止吐，檳榔消食、截瘧、除絛蟲、薑片蟲，麥芽破積、開胃，穀芽化積、消食，山楂化痰、除肉積，神麴健脾、消食、止瀉，孕婦忌用）

皮類青陳總相似（青皮平肝、發汗、消食，陳皮解表、化痰、行滯）

香中有木附同般（木香發汗、行氣、增加胃酸，香附理氣、發散、補胃、通經、祛痰）

大蒜非盡熟煮（大蒜消腫、破積、化痰、利水）

倉米忌用新鮮（陳倉米止瀉、進食）

薤白瓜蔞寬胸益（薤白利竅、滑腸、開胸、散結，瓜蔞潤肺、止咳、消瘀、通腸）

荸薺萊菔化食無愆（荸薺消積、化痰、清熱，萊菔子化痰、消食）

菖蒲備健胃之力（石菖蒲祛風、止痛、開胃、除痰）

半夏著止嘔（半夏止吐、平喘、祛痰）

其次消瘀各物，二丹元益最良（丹參祛瘀生新、通經、治萎黃病，丹皮除煩熱、消瘀血、鎮痛、通經，延胡索調經、治帶下及一切氣血阻滯，益母草祛瘀、生新、治淋濁帶下）

茜鬱莪棱成奇蹟（茜草祛瘀、通經、止血，鬱金調

經散鬱，莪朮除痰、通經、治疝癖，三棱消腫、通乳、下血）

桃紅蘇澤有專長（桃仁破瘀、潤腸，紅花活血、通經，蘇木和血、散風，澤蘭行血瘀）

還有牛膝與赤芍（牛膝舒筋、通經，赤芍活血、散瘀、通小便、治目赤）

三膝及留行（川三膝定痛、行瘀、止血，王不留行行血、通經、催生、下乳）

大凡破血之品，婦科恆用以調經。此外，榆槐秦翁堪止痢（地榆治大便出血，槐角、槐花同治腸出血，秦皮發汗、利水、解熱痢毒，白頭翁治熱痢）

夏枯藻布可攻堅（夏枯草降血壓、治目疾，為瘰癧聖藥；海藻治梅毒結核、消瘰癧；昆布用同海藻）

金鈴乳沒止痛功用宏（金鈴子即川楝子，治疝；乳香活血、生肌、止痛；沒藥退翳、止痛）

若夫山甲土茯苓，梅瘡治療皆可癒（穿山甲搜風、止痛、排膿，土茯苓治梅毒、惡瘡及關節攣痛）

楓蛇蒼耳清癩毒（大楓子治麻風及梅毒，蘄蛇搜風通絡、治癱瘓，蒼耳子主頭風及癩疾、治鼻淵有效）

注七：消法即消導的方法，凡是臟器受到阻滯者，可分別採用。

（六）和吐法（注八）及其他用藥原則

| 原　文 | 註　釋 |

古稱和解之藥，為數無多。

湧吐方法，又恐使病者疲勞。

今欲各備一格，於蜜棗草特取其緩和（蜂蜜潤腸解毒，紅棗生津、補胃，甘草補諸虛，解百毒）

在吐劑之內，瓜藜明礬概收羅（瓜蒂為催吐劇藥，藜蘆湧吐，明礬催吐，膽礬湧吐、祛風痰）

榴梅使君醫蟲積（石榴皮殺絛蟲，烏梅固精、殺蟲，使君子常殺蛔蟲）

胡連榧子治疳癆（胡黃連退骨蒸熱、殺疳蟲，榧子殺蟲、治癆）

至於食物調養，收效亦高。黑豆飴糖頗資補益（黑豆補血解毒，飴糖溫中潤腸）

扁豆蕎麥助消磨（扁豆健胃、止吐、止瀉，其花清暑散邪，蕎麥消積、清腸）

龍眼蓮薏宜虛證（龍眼開胃、固脾、安神，蓮子止渴、安神、止夢、去熱，薏苡仁利水、止瀉、治水腫、濕痺）

鴨羊蛋酒配製起沉痾（白鴨補陽、退虛熱，羊肉主虛治疝痛，雞蛋養心、補脾胃、退虛熱，酒製又可強心活血）

注八：古有「病在半表半裡宜和」之說，其藥多與清法同；吐法於食物初積在胃時用之，其藥為數甚少。

導引養生功

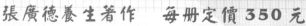

張廣德養生著作　每冊定價350元

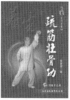 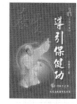 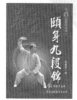 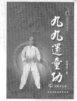 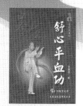

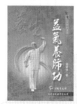 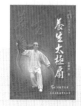 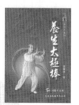 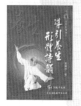 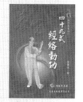

輕鬆學武術

太極跤

 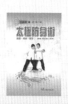 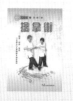 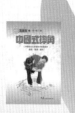

316

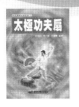 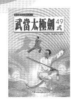 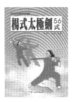 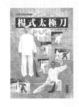 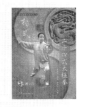

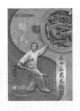 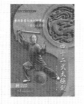 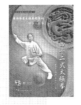 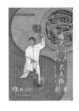 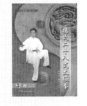

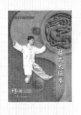 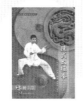 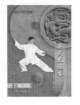 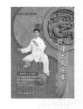 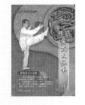

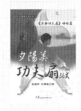 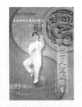 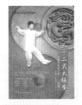 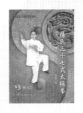 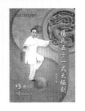

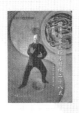 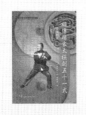 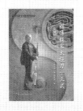

養生保健 古今養生保健法 強身健體增加身體免疫力

歡迎至本公司購買書籍

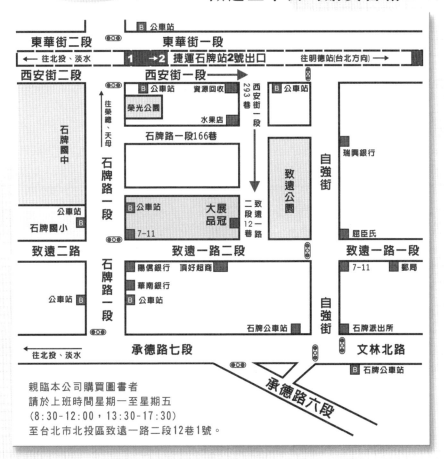

親臨本公司購買圖書者
請於上班時間星期一至星期五
(8:30-12:00，13:30-17:30)
至台北市北投區致遠一路二段12巷1號。

建議路線
1.搭乘捷運
　　淡水信義線石牌站下車，由月台上二號出口出站，二號出口出站後靠右邊，沿著捷運高架往台北
方向走(往明德站方向)，其街名為西安街，約80公尺後至西安街一段293巷進入(巷口有一公車站牌，
站名為自強街口，勿超過紅綠燈)，再步行約200公尺可達本公司，本公司面對致遠公園。

2.自行開車或騎車
　　由承德路接石牌路，看到陽信銀行右轉，此條即為致遠一路二段，在遇到自強街(紅綠燈)前的巷
子左轉，即可看到本公司招牌。

國家圖書館出版品預行編目資料

新編中醫診療解析 / 葉紀溝、王凱主編.
──初版，──臺北市，大展，2019 [民 108.01]
　　面；21公分─（中醫保健站；92）
　　ISBN　978-986-346-233-0（平裝）
　　1.中醫
413　　　　　　　　　　　　　　　　107019715

新編中醫診療解析

主　編　者／葉紀溝、王凱
責任編輯／楊　洋
發　行　人／蔡森明
出　版　者／大展出版社有限公司
社　　　址／臺北市北投區（石牌）致遠一路 2 段 12 巷 1 號
電　　　話／（02）28236031，28236033，28233123
傳　　　真／（02）28272069
郵政劃撥／01669551
網　　　址／www.dah-jaan.com.tw
E-mail／service@dah-jaan.com.tw
登　記　證／局版臺業字第 2171 號
承　印　者／傳興印刷有限公司
裝　　　訂／眾友企業公司
排　版　者／菩薩蠻數位文化有限公司
授　權　者／安徽科學技術出版社
初版 1 刷／2019 年（民 108）1 月

定價／350元

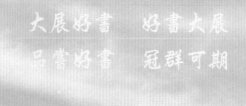

大展好書　好書大展
品嘗好書　冠群可期

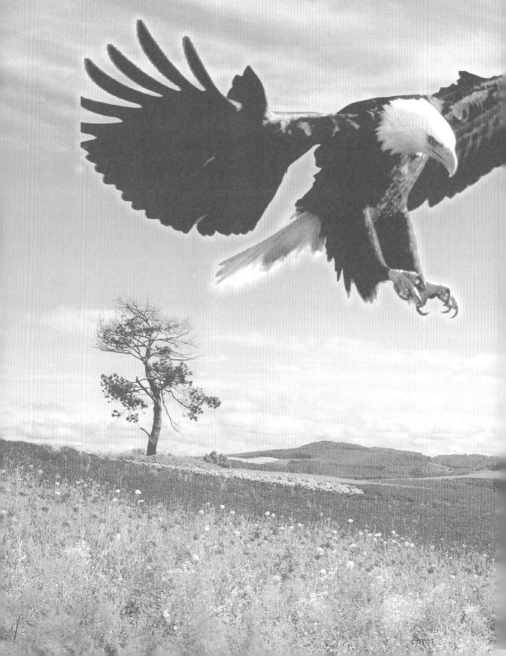

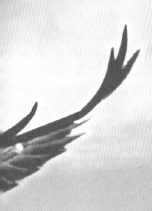

大展好書　好書大展
品嘗好書　冠群可期